国医养生堂

黄帝内经

二十四节气养生法

李兴广◎编著

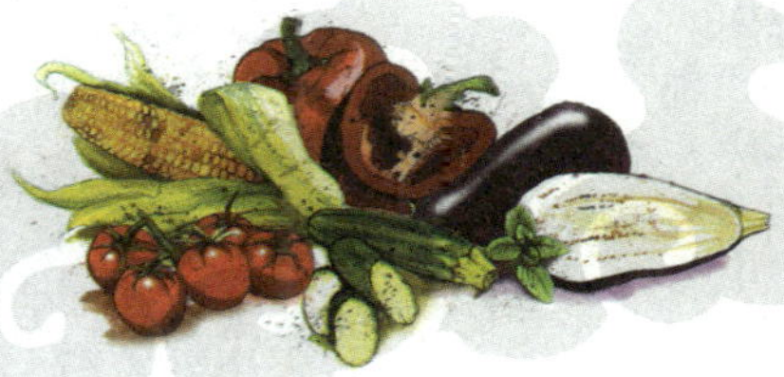

山西出版传
山西科学技术 社

黄帝内经

二十四节气养生法

目录

contents

顺节气 天人相应养身体

在中国的农历历法中，一年有二十四个节气。将全年分为24个时段，每个时段相隔约15天，每一段就叫作节或气。居于月首的称为“节历”，月中的称为“中气”，后人把节历和中气统称为节气。

人与天地相参，与日月相应

《黄帝内经·素问·至真要大论》认为，“天地合气，六节分而万物化生矣”。人也是自然界众多生物中的一种，同样要受到自然界运动规律的制约。《黄帝内经·素问·宝命全形论》也指出，“人与天地相参，与日月相应也”，顺应节气，天人相应，是中医祛病养生的理论基石。

节气变化影响五脏六腑的健康

节气的更替变化反映着气候的变化差异，这种变化会直接或间接影响到人体的五脏六腑、生老病死。节气，不仅仅指导着古人的衣食住行、婚丧嫁娶，也指导着如何祛病养生、延年益寿。比如“霜降”这一节气，所代表的气候含义是天气日趋寒冷，露水逐渐凝结成霜，将要到来的低温会危害秋收作物，农民应抓紧收取田间作物。同时，对于患有心脑血管疾病、高血压及胃肠疾病的患者，应该注意保养身体，调整作息、饮食，顺应气候变化，防止疾病发作。

Part 01 春生养肝防春困

立春 激发生命原动力 2月3～4日

立春是二十四节气中的第一个节气，在每年的公历2月4日前后。《月令七十二候集解》说，“正月节，立，建始也”。立春意味着从这一天起，春季开始了。

立春阳气初生

万物复苏 立春时节，万物复苏，此刻“嫩如金色软如丝”的垂柳芽苞，泥土中跃跃欲试的小草，正等待着“春风吹又生”，而“律回岁晚冰霜少，春到人间草木知”，形象地反映出立春时节的自然特色。

气候日趋暖和 随着立春的到来，人们明显地感觉到白天渐长，太阳也暖和多了，气温、日照、降水也趋上升和增多。

气候仍以风寒为主 虽然气候逐渐变暖，但仍以风寒为主，因为当阳气和阴气势均力敌且进行交流的时候，便会出现风，尤其初春，更是多风。

立春时节人体生理反应

人体脉象为弦脉 随着地气的升发，人的气血已经从内脏开始向外走，这时，人的毛孔正处于从闭合到逐步开放的过程。人与自然是相通相应的，观察自然界的变化会发现，春天，人的气血从内脏向外走，植物的营养也开始从根部向外走，但它并不是一出来就长树叶，而是先拱出一个尖尖的嫩芽。因为里面的气血已经向外走了，而外面依然寒冷，所以上升的阳气必然有个冲破的过程。初春的时候，中医号脉，大多是弦脉，就像按在琴弦上，有种绷紧向外张的感觉。

毛孔由闭合向开放的过渡 冬天人的毛孔处于闭合状态，夏天完全开放，而春天正好是从闭合向开放的过渡阶段。在这个阶段，你只有多穿一些衣服，才有助于毛孔的逐步打开，以使气血畅通地向外发散。如果穿得少了，人体有自保功能，毛孔就自动闭合了。

春季肝气旺盛 春天到了，万物复苏，是阳气生发的季节，人的肝气也开始旺盛，排浊气、畅气血，正是调养肝脏的大好时机。

立春时节养生原则

注意春捂防寒，防止感冒 由于春天仍以风寒为主，所以最重要的就是春捂防寒，在乍暖还寒的初春，如果不注意保暖，就容易患上流感。

春季注意养肝护肝 随着春气的来到，肝气起到了引导气血从里向外调动的作用。中医认为“肝喜调达而恶抑郁”，所谓调达就是指它像树一样喜欢不受约束地生长，不喜欢受压抑。所以春天到了，人也要保持愉快的心情，穿着宽松舒适的衣服，去户外散步，这样才能与大自然生发的春气相呼应。

立春时节饮食进补方案

多吃青绿色蔬菜 饮食调养应从进食清爽绿色蔬菜、提升阳气出发，进而达到调养身体的目的。可适当多吃辛甘的蔬菜，如大葱、香菜、韭菜等，胡萝卜、菜花、白菜及青椒等新鲜蔬菜，也有提升阳气之效，可多吃。

不宜吃酸味食物 饮食调养方面要考虑春季阳气初生，宜食辛甘发散之品，不宜食酸收之味。《素问·藏气法时论》说，“肝主春，肝苦急，急食甘以缓之，肝欲散，急食辛以散之，用辛补之，酸泻之。”在五脏与五味的关系中，酸味入肝，具收敛之性，不利于阳气的生发和肝气的疏泄。

适当多吃能补肝养肝的食物 平时应有目的地选择一些柔肝养肝、疏肝理气的草药，如枸杞子、郁金、丹参、元胡等；同时选择补肝益肝的食物，如动物肝脏、鸭血、乌梅、豆制品、鸡蛋等，灵活地进行配方选膳。

立春时节日常起居指南

睡前睡后要按摩 立春时节，睡前用热水洗脚，并用双手按摩双足尤其是涌泉穴，能使全身暖和、舒适，睡得更安稳。睡眠时头部应朝东方。早晨起来，先使头脑清醒，再睁开眼睛。然后闭眼将双手搓热，熨眼几十遍。接着将眼睛左右旋转九遍后，将双眼紧闭一会儿，然后猛睁开双眼。这样可以去除肝火过旺所致的眼中风火。

室内除尘通风 由于居室紧闭一冬，会有不少灰尘积聚，同时室内空气污浊，在立春时节应打开门窗，对居室进行除尘通风，以减少和抑制病菌、病毒的繁殖，以预防疾病。

其他养生之道

消除冬季积食操

1.双手平举，单脚站立，轻轻踮起脚跟，保持3～5秒后放下脚跟，一只脚做5次，再换另一只脚，如此循环3～5分钟，感觉头目清醒了即可。

2.双腿跨开，与肩同宽，脚尖朝向前方，维持身体的重心，让身体处于放松的状态。掌心向内，举起右臂，尽量贴近耳后，指尖向上延伸。手臂带动身体向左侧下压拉伸，细心感受右侧肋部的肌肉舒展。上下弹压15秒后，换一侧重复此动作。下压时不需勉强，有轻微紧绷感即可。

立春时节做做这两节保健操可以按摩肝脏和脾胃，帮助身体排解冬季时体内的积食，是适合春季的养生运动。

常练“立春正月节坐功”

每天晚上11点到次日凌晨3点之间，盘腿坐，两手相叠按左大腿上。上体连头向右转。目视右后上方。呈耸引势，略停几秒钟，再缓缓转向左方，动作如右。左右各做15次。然后上下牙齿相叩，即叩齿36次，漱津（即舌舐上腭，并两颊、上下齿唇间，此时唾液增加分泌，养生家称为津液），待津液满口分3次咽下，意想把津液送至丹田。如此漱津3次，一呼一吸为一息，36息而止。此功法可改善风气积滞、颈项疼痛、耳后痛、肩臂痛、背痛、肘痛等。

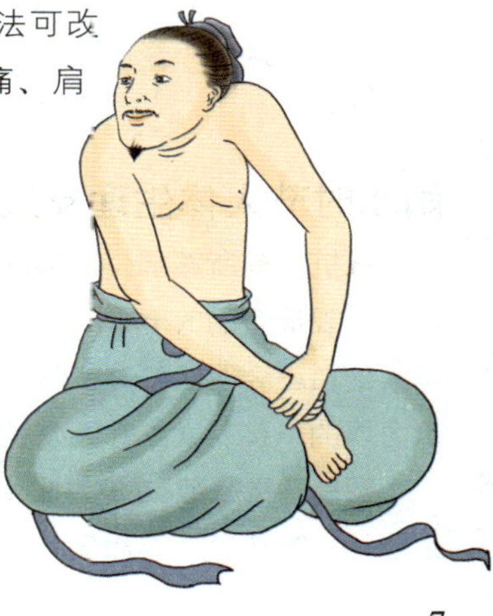

雨水

防寒潮，健肝脾 2月18～20日

公历里每年的2月18日前后就是雨水节气。“斗指壬为雨水，东风解冻，冰雪皆散而为水，化而为雨，故名雨水。”这个节气的到来不仅表示降雨的开始，也表明雨量会逐渐增多。

春雨纷飞，润物无声

冰雪消融 雨水一到，意味着寒冷的冬季完全过去了，生机勃勃的春天到来了，天气开始变得暖和，冰雪也融化成水，所有的生命都准备着绽放出新的活力。

雨量比冬季多 雨水节气到来，并不是说这一天一定会下雨，而是表示冬季少雨的现象将告一段落，从这一天开始，降水将逐渐频繁，春雨纷纷，润物细无声。

雨水到，农活忙 正如农谚所说，“立春天渐暖，雨水送肥忙”。然而此时北方往往干旱多风，雨水珍贵，正是“春雨贵如油”，这时小麦已越冬，开始返青，南方则雨水渐多，将开始插秧。

雨水时节人体生理反应

抵抗力有所减弱，易感冒 雨水时气温冷暖不定，是全年寒潮出现最多的时节之一，初春的雨露会使室外温度骤降，老年人的血压会明显升高，容易诱发心脏病、心肌梗死等；而抵抗力弱的小孩易发生呼吸系统的疾病，比如咳嗽、感冒。

容易感觉疲劳 在寒冷的冬天，人体的皮肤毛孔、汗腺会产生收缩，以减少体内热量的散发，从而保持恒定的体温。到了雨水，人们常常出现头昏脑涨、手脚无力、做什么都打不起精神、想睡觉的现象，那是因为气温回升，皮肤毛孔舒展，供血量增多了，而供给大脑的氧气则相应减少，影响了大脑的工作，生物钟不准了，也就会感到疲劳。

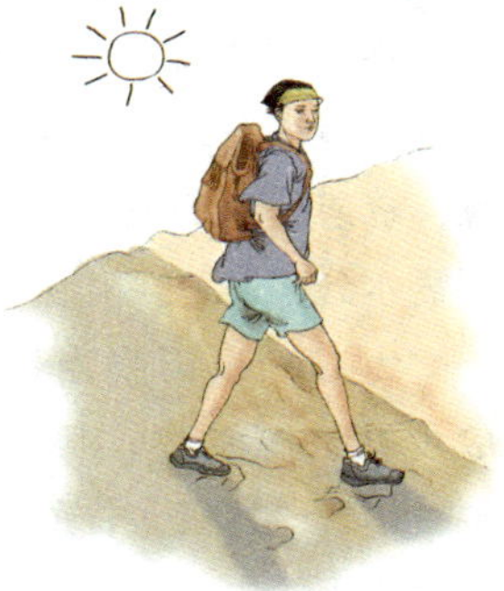

雨水时节养生原则

慎脱衣，避风邪 初春阳气长，阴气退，气候日趋暖和，人们便纷纷去棉穿单，把春天缤纷的色彩穿上身。但此时北方的阴气未尽，且冷空气不时流窜到南方，气温变化大，虽然雨水时节的温度不比寒冬腊月那样冰冷刺骨，但由于气温转暖，人体的毛孔开始放松，对风寒之邪的抵抗力则会有所减弱，易感风邪而感冒生病。

多疏解郁结，养肝正当时 春季是养肝的最好季节，《红楼梦》里的林黛玉，多愁善感。“黛玉每岁至春分秋分之后，必犯咳嗽”，这其实就是一个病机，终日愁念困于心中，肝气瘀滞不畅，引起全身气血紊乱，使其他脏器受到干扰而引发疾患。肝喜顺畅而恶抑郁，元代医家朱丹溪提出“司疏泄者，肝也”。可多吃绿色食物，如绿色蔬菜、绿豆等。

护脾胃，固本培元 脾属土，土性敦厚，是万物生化的基础。在人体里，脾又掌握着消化津水、谷物，运送养料，滋养脏腑、四肢百骸的本领，是一切气血生化的源头。因此中医学里称脾胃为“水谷之海”。人体一天所需的物质能量、气血、津液、精髓等，都靠脾胃产生。脾胃强健，原动力十足，脏腑的功能才会强盛；脾胃不仅生化能量，也是调节气机升降运动的枢纽。人身元气是健康之本，而脾胃则是元气之本。

雨水时节饮食进补方案

多吃蔬菜瓜果，补充水分 春季气候逐渐转暖，早晚温差较大，风邪渐增，风多物燥，常会出现皮肤脱皮敏感、口舌干燥、嘴唇干裂等现象，应多吃新鲜蔬菜、多汁水果以满足人体所需水分。

少吃油腻 万物当春乃发生，春季也是阳气渐旺的时候，应少吃油腻食物，可多食红枣、淮山药、莲子、韭菜、菠菜、柑橘、蜂蜜、甘蔗等，补气壮阳，以免阳气过多外泄，无法蕴化于体内。若肝木生发过度，则会使脾胃受到损失，这也是为何春季肠胃多病的原因。

食疗以汤、粥为主 雨水时节，北方地区食疗以粥为好，如莲子粥、淮山粥、红枣粥等；而南方特别是珠江三角洲一带的食疗多以汤为佳，如猴头菇煲鲜鸡汤、云苓淮山煲猪瘦肉汤、菠菜滚牛肉片汤等；遇气温湿冷时也可以汤养脾胃，如冬虫夏草炖水鸭、眉豆花生炖鸡脚、杞子淮山炖猪肉等。

雨水时节日常起居指南

身体保暖不容忽视 雨水之前的天气仍然比较寒冷。但雨水到来后，春天已经走出寒冷，姿态动人地明耀示人。沁人的花香，青草的气息激励着身心。雨水时节，天气变化不定，是全年寒潮出现最多的时节之一，这种变化无常的天气，很容易引起人的情绪波动，乃至心神不安，影响人的身心健康，对高血压、心脏病、哮喘患者更是不利。

精神调摄，维持积极心态 在春季，肝旺而脾弱，脾弱又使得脾胃的运输、消化功能相对减弱，人体容易出现精神抑郁，腹胀腹痛等症状。由此，春季养脾健脾很重要。养脾要静心，需以精神的调摄为主。《小有经》上说："少思、少念、少欲、少事、少语、少笑、少愁、少乐、少喜、少怒、少好、少恶，行此十二少，养生之都契也。"心平气和，使肝气平稳不横冲乱撞，使脾胃得到安宁。

平和心气，保证脾胃供养 静心则气血平稳，既不会扰乱心血，也不会损耗心气。心气充沛，方能滋养脾脏，养脾得以健胃。春天的天气多变，一定要保持心境的平和常态，只有情志相适，再加上饮食的调养，健脾的功效才会显著。

常练"雨水正月中坐功"

每天晚上11点至次日凌晨3点之间，盘坐。两手相叠按右大腿上。上体向左转，脖项向左扭转牵引，略停数秒钟，再以同样动作转向右。左右各做15次。然后上下牙齿相叩，即叩齿36次，漱津（即舌舐上腭，并两颊、上下齿唇间，此时唾液增加分泌，养生家称为津液），待津液满口分3次咽下，意想把津液送至丹田。如此漱津3次，一呼一吸为一息，36息而止。此功法可改善三焦经络留滞邪毒、咽喉干肿、呕吐、呃逆、喉痹、耳聋、多汗、目锐眦痛、面颊痛等症。

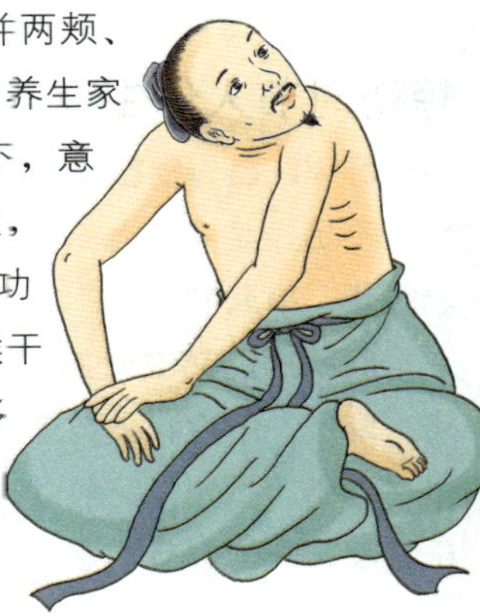

惊蛰 警惕肝脏疾病的侵袭 3月5～7日

惊蛰，一年中的第三个节气。“立春”以后，滚滚春雷惊醒了蛰伏在泥土中冬眠的各种昆虫，过冬的虫卵开始孵化。但真正使冬眠动物苏醒出土的，并不是隆隆的雷声，而是气温回升到一定程度时地下的温度。

惊蛰回暖，新生命的诞生

大地回春 惊蛰时节，大部分地区都已进入春耕。有谚语云，“惊蛰过，暖和和，蛤蟆老角唱山歌”。“雷打惊蛰谷米贱，惊蛰闻雷米如泥”。这是说惊蛰日或惊蛰日后听到雷声是正常的，风调雨顺，恰逢好年景。

气温逐渐回升，春耕开始 “春雷响，万物长”，惊蛰时节正是大好的“九九”艳阳天，气温回升，雨水增多。除东北、西北地区仍是银装素裹的冬日景象外，中国大部分地区平均气温已升到0℃以上。所以中国劳动人民自古很重视惊蛰节气，把它视为春耕开始的日子。

惊蛰时节人体生理反应

肝火旺盛，易怒 惊蛰时期，人体的肝阳之气渐升，阴血相对不足，尤其是老年人，易动怒，易患眩晕、中风等疾病。

皮肤病的高发时期 这个时期，风疹、麻疹、水痘和皮炎等皮肤病的发生概率增高。另外，花粉过敏症也易发生于春暖花开的季节，症状为鼻子奇痒难

皮肤的功能

- 调节津液代谢
- 辅助呼吸
- 防御外邪
- 调节体温

忍，接连不断地打喷嚏、流清涕，眼睛也经常流泪、发痒。有的人还会出现头痛、胸闷、哮喘等症状。

惊蛰时节养生原则

提升气血，阴阳调和 惊蛰过后，各种病毒和细菌在度过了隆冬之后也异常活跃起来。到了这个时期，人体的肝阳之气渐升，阴血相对不足，因此养生应顺应阳气长盛、万物始生的特点，使自身的精神、情志、气血也如春日一样舒展畅达，生机盎然。

平衡作息，调养饮食起居 惊蛰时的养生，要根据自然物候现象及自身体质差异进行精神、饮食、起居的调养。《黄帝内经》曰："春三月，此谓发陈。夜卧早起，广步于庭，披发缓行，以便志生。"这是说，春天早睡早起，慢步缓行，可以使精神愉悦、身体通达。

提高疾病预防意识 惊蛰是个春暖花开的季节，但同时又是个疾病多发的季节。因而，这一节气中必须做好一些疾病的预防工作。由于春季与肝相呼应，养生不当则易伤肝，所以需要重点保护肝脏。

惊蛰时节饮食进补方案

宜清淡饮食 惊蛰的饮食原则是培阴固阳，应多吃清淡的食物，再适当选用一些可以补正益气的食疗粥来增强体质，配以补品调养自身，有利于增强人体的免疫力。

应适当多吃温热食物 虽然冬季已经过去，但仍有余寒未清，人体内的阳气已经苏醒，开始升发、壮盛，此时可以吃些温补的食物御寒助阳。例如韭菜、大蒜、洋葱、魔芋、香菜、生姜、葱，这些蔬菜性温，味辛，除了可以驱散风寒，还能抑制随着春暖而蠢蠢欲动的病菌。

应少吃酸味食物 中医认为春天里，人体的肝气容易亢奋，所以名医孙思邈有“春日应该省酸”之说。虽然适量酸味对补养肝气有益，但如果本身已经亢奋的肝再摄入过多的酸味，会造成肝气过旺的现象，反而伤肝，肝受损了势必伤及脾胃，所以乌梅、酸梅之类的食物要少吃。

应适当多吃甘味食物 甘味对补脾气最有益，脾脏强健了，同样可以辅助肝气。性温味甘的食物：谷类如糯米、黑米、高粱、燕麦；蔬果类如南瓜、扁豆、红枣、桂圆、核桃、栗子；肉类如牛肉、鲫鱼、鲈鱼、黄鳝。

惊蛰时节日常起居指南

养足睡眠，调摄饮食 人体的皮肤在寒冷的冬天里受到刺激，毛细血管收缩，汗腺和毛孔闭合。惊蛰过后，气温升高，身体的毛孔、汗腺、血管开始舒张，皮肤血液循环也旺盛起来。这样一来，供给大脑的血液就会相对减少。随着天气变暖，新陈代谢逐渐旺盛，耗氧量不断地加大，大脑的供氧量则必然显得不足了。加上暖气温的良性刺激，使大脑受到某种抑制。因而人们就会感到困倦思睡，总觉得睡不够。

重在保暖，调节情绪 时值公历3月上半月，天气逐渐回暖，春雷开始震响，蛰伏在泥土里的冬眠生物感受到丝丝暖意，震惊而出。本节气时逢“九九”到九尽，但冷空气活动比较频繁，有时还会出现“倒春寒”天气。所以，“春捂”很重要。尤其是老年人，应随天气冷暖变化增减衣服。

其他养生之道

忌怒火，保持精神愉悦 快乐的情绪会加快身体内的系统循环，增加肝血流量，活化肝细胞。而怒气伤肝，是古代养生家最忌讳的一种情绪："怒气一发，则气逆而不顺"。我们要学会通过发泄和转移，使怒气消除。

在呼吸中获得能量 试试看最简单的呼吸调节法：静静坐下或站定，全神贯注在呼吸调节中，慢慢地，一点一点用鼻子吸气、吐气，并重复数次。简单的深呼吸可以排除体内积热，让身体重新获得能量。

常练"惊蛰二月节坐功"

于每天凌晨1点到5点之间，盘腿坐，头项向左右缓缓转动各4次。两肘弯曲，前臂上抬至与胸齐平，手心朝下，十指自然拳曲。两肘关节同时向后顿引，还原。如此反复做30次。然后上下牙齿相叩，即叩齿36次，漱津（即舌舐上腭，并两颊、上下齿唇间，此时唾液增加分泌，养生家称为津液），待津液满口分3次咽下，意想把津液送至丹田。如此漱津3次，一呼一吸为一息，36息而止。此功法可改善腰脊脾胃蓄积之邪毒、目黄口干、齿鼻出血、头风面肿、喉痹、暴哑、目暗畏光、鼻不闻臭、遍身疙瘩等症。

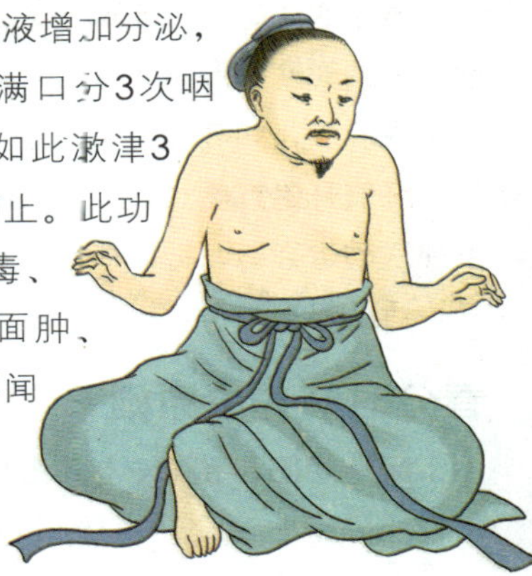

春分

保持阴阳平衡

3月20～22日

春分这个节气平分了春季的90天，在这一天，南北半球的昼夜时间相同。春分过后，太阳直射位置从南半球渐渐向北移动，南北半球昼夜长短也随之改变，北半球昼长夜短，南半球则昼短夜长。

春分是春季的中分点

雨水增多，气候明显转暖 春分一到，雨水也开始明显增多，中国平均地温已达到10℃以上，人明显感觉到阵阵暖意。而春分节气过后，气候变得温暖，雨水也更加充沛，阳光非常明媚。"南园春半踏青时，风和闻马嘶，青梅如豆柳如眉，日长蝴蝶飞。"无论南方北方，春分节气都是春意融融的大好时节。

春分时节人体生理反应

气血活动加强，新陈代谢最活跃 在春季，人体血液正处于最旺盛的时期，激素水平也呈现一大高峰，此时易发常见的非感染性疾病，如高血压、月经失调、痔疮及过敏性疾病等。

肝气开始亢盛 由于气候温和，人们开始喜欢到户外参加各种活动。因此，肝脏所藏之血流向四肢，人们的精神活动亦开始活跃起来。

春分时节养生原则

保持阴阳平衡 人体养生应该因时而变，根据时节的变化改变养生方法，从生理和心理上，保持人体的阴阳平衡状态。有位哲人说过，"物体相对静止的可能性，暂时平衡的可能性，是物质分化的根本条件，因而也是生命的根本条件”。为了获得生命存在的根本条件，我们需要精心维系阴阳平衡，这是人们养生保健的关键。

阳虚	单纯阳虚		
	阴盛导致 →	阳虚 →	阴盛阳虚
阴虚	单纯阴虚		
	阳盛导致 →	阴虚 →	阳盛阴虚
阳盛	单纯阳盛		
	阴虚导致 →	阳盛 →	阴虚阳盛
阴盛	单纯阴盛		
	阳虚导致 →	阴盛 →	阳虚阴盛

保持心平气和 我们在保持机体阴阳平衡的同时，应注意自己内心状态的一种平和。春分是一个调养精神状态的良好时机。应注重保持愉快的心情和乐观的情绪。在安神养气的时候注意切勿大喜大悲，情绪失控。怒伤肝，春季是保护肝脏的重要时节，应注意让肝气调畅。而情绪波动容易影响肝气的疏泄，加重肝脏负担。

加强运动 《素问·至真要大论》中记载，“谨察阴阳所在而调之，以平为期”。是说人体应该根据不同时期的阴阳状况，除了保障脏腑、气血、精气等器官生理运动外，也要保持脑力、体力和体育运动的和谐一致，达到“供销”关系的平衡。而春分时节，春光明媚，百花盛开，是到郊外踏青运动的极好时候。可在这个时节与亲朋好友结伴出行，锻炼体魄。

春分时节饮食进补方案

健脾去湿 春分与惊蛰同属仲春，此时肝气旺，肾气弱，故在饮食方面要戒酸性食物，多吃辛味食品。同时，由于肝气旺，易克脾土，而且春季雨水多，湿气重，饮食时也要注意健运脾胃，健脾去湿。饮食上可多吃姜、葱、韭菜、淮山药、枸杞子、土豆、菜花、荞面、鸡肉、鲤鱼、鲫鱼等。

调整阴阳平衡 科学合理的膳食，有助于在春分时节调理机体阴阳平衡，如在食用韭菜、大蒜、木瓜等助阳类菜肴时，配上蛋类等滋阴食材，以达到阴阳互补之目的。此外，还要多食时令蔬菜和水果。

科学饮食防春困 早春时节的“春困”现象，除了人体生理调节还未适应气候变化外，还与饮食有一定关系，多因B族维生素不足或饮食过多所致，应多补充一些富含B族维生素的食物，如动物内脏、胡萝卜、玉米；多食新鲜蔬菜，如菜花、小白菜等。科学饮食有助于健脾阳，增强机体功能，使身体尽快适应春天的气候变化，消除“春困”现象。

春分时节日常起居指南

穿衣应适当，勿极寒或太热 春分过后，北半球阳光逐渐增多，气候也开始转暖。不过昼夜温差依然很大，仍然时有寒流侵袭。这样多雨多湿的气候，在穿衣方面应当尤其注意腿部与脚部的保暖，可以上薄下厚，如果能微微出汗最好，这样能有效驱散冬季的“寒邪”。尤其是免疫能力较弱的老人、小孩要特别留意添减衣物，勿极寒，勿太热，以免脱穿不当引起伤风感冒。

起居有常 在思想上要保持轻松愉快的精神状态，要坚持适当锻炼，多做户外活动，放松身心，同时保持正常睡眠，以达到最佳的养生效果。

其他养生之道

春季精神调摄 不良的情绪易导致肝气郁滞不畅，使神经内分泌系统功能紊乱，免疫功能下降，导致精神疾病、肝病、心脑血管病、感染性疾病发生。因此，春天应注意调畅情志，保持乐观开朗的心态，以使肝气顺达，起到防病保健的作用。

常练“春分二月中坐功”

身体盘坐，吸气时，两臂向左前侧抬至与肩平，头颈扭转至右后侧，视线跟随头颈看向后方；稍停后呼气，两臂回落，头颈转回正前方，恢复初始姿势。再吸气，两臂如之前所做向右前侧抬起，头颈转向左后方。如此左右交替6～7次。然后叩齿36次，深呼吸、鼓漱、咽津各9次。经常做此练习可防治胸臆、肩背痛、齿痛颈肿、寒栗、热肿、耳聋耳鸣、皮肤瘙痒等。

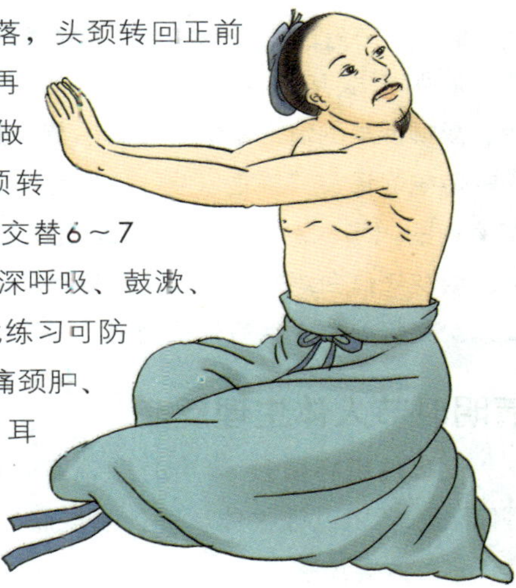

清明

贵在与自然同气相求 4月4～6日

清明节又叫踏青节，它是在每年的公历4月4日至6日之间，正是春光明媚草木吐绿的时节，也正是人们春游（古代叫踏青）的好时候，此时气温升高，是春耕春种的大好时节，故有"清明前后，种瓜种豆"的说法。

多雨的清明

《月令七十二候集解》说，"三月节……物至此时，皆以洁齐而清明矣"。中国古代将清明分为三候："一候桐始华；二候田鼠化为鹌；三候虹始见"。描述的是在这个时节里，先是白桐花开放，接着喜欢阴暗的田鼠不再抛头露面了，全回到了地下的洞中，雨后的天空可以见到彩虹了。此时的天气，除交接的那几天有可能出现倒春寒，基本上不会再出现降温的天气。但这一节气的一个明显特征是多雨。

清明，取其天清地明之意，此时大地正呈现出桃花初放、杨柳低垂的清秀景致。在清明节祭祖扫墓是中国人自古以来的传统习俗，"祭之以礼"的追远活动备受人们重视。宋代高菊涧的《清明》诗云："南北山头多墓田，清明祭扫各纷然。纸灰飞作白蝴蝶，血泪染成红杜鹃。日墓狐狸眠冢上，夜归儿女笑灯前，人生有酒须当醉，一滴何曾到九泉。"

清明时节人体生理反应

过敏性疾病增多 清明时期，百花吐蕊，万物抽芽，花香四溢，所以过敏性体质的人易皮肤过敏，出现红、痒、斑疹，俗称为荨麻疹。

情绪波动 春天气温骤降，正处于“乍暖还寒”的时候，人会感到格外寒冷，情绪低落，工作效率低下，而且很容易感冒。

疾病多发 阴雨天气压低，空气中氧气相对减少，使人感到沉闷，人们有时会感觉血压升高，呼吸不畅，还可能产生其他多种疾病。

清明时节养生原则

贵在与自然同气相求 养生贵在与自然规律相依从。人的许多病都是因为在饮食起居中逆于自然而生，其中，吃与年运、节气和气候相逆的食物，如同吃错了药，差之毫厘，谬以千里。

充足睡眠 反常的睡眠时间是扼杀阳气的一大杀手。熬夜迟睡使阳气过度损耗，赖床不起也会使阳气受损。所以，一定要养成正确的饮食、睡眠习惯，才能顺应自然达到身心健康。现在的年轻人长期熬夜，导致身体提前进入亚健康状态。老祖宗“日出而作，日落而息”的良好生活习惯，对健康的帮助不止一点点。

预防感冒 俗话说，“二八月乱穿衣”，说的就是清明前后人们更换衣服总是过于频繁。而这个时节，天气随时可能转变，特别是昼夜温差较大，应注重保暖，防止因受寒而引发感冒。

清明时节饮食进补方案

多食新鲜蔬果 清明时节的养生注重与自然同气相求，应多食用当时、当季、当地产出的水果。这类水果与当地、当时的季节相适应，能帮助人体自我调节。

清明时宜清补 清明正是冷空气与暖空气交替相遇之际，

亦日渐趋暖，所以天气一会儿阳光灿烂，一会儿阴雨绵绵。人体往往因为湿气侵入而觉得四肢麻痹，因此在饮食调理中，除了要利水排湿之外，还要适当养血舒筋。这里特别推荐桑葚薏米炖白鸽，此汤既利水渗湿，又养血舒筋，同时还有祛风止痛的功效，不燥不凉，是春天补益的良品，同时还能辅助治疗血虚风痹，症见肩关节凝痛，伴有上肢麻痹、面色晦黄、头昏、耳鸣等。

清明时节重养肝 春季是养肝的重要时机，清明时节也应该多食对肝脏有益的食物。如银耳，甘平无毒，能润肺生津，益阴柔肝。常吃银耳，可以达到柔肝养肺的效果。

清明时节日常起居指南

呼吸新鲜空气 清明是外出踏青的最佳时节，此时不仅能游览山水，而且还能呼吸到清新的空气，尤其是郊外的空气中包含有“空气维生素”之称的负离子，吸入人体后不仅能作用于末梢感受器官，调节大脑神经系统，还能促进细胞新陈代谢

外寒的三个类别

A 伤寒

寒邪伤于肌表，阻遏卫阳，称为“伤寒”；症见：恶寒、发热、无汗、头项强痛、身痛、苔薄白、脉浮紧。治疗时宜辛温解表。

B 中寒

寒邪直中于里，伤及脏腑阳气，则为“中寒”。症见：腹痛腹泻、肠鸣、呕吐清水等。治疗时宜温里散寒。

C 寒痹

寒邪伤络或筋骨、关节疼痛较剧烈，则为“寒痹”。症见：痛有定处，四肢拘急，屈伸不利，得热痛减。治疗时宜温经散寒。

活动及肺的换气功能和造血功能，从而使人感到大脑清醒，精神振奋。

注意保暖 清明时节早晚温差大，应该准备一件可以随便穿脱的外套。早上出门时穿一件外套，注意保暖，中午气温升高，感觉到热的时候，再脱掉外套，晚上下班回家再穿上，这样就能有效防止外寒入侵，预防感冒。

其他养生之道

充足休息保肝脏 中医认为，肝是藏血的器官，而夜晚11时到凌晨3时是肝胆经调养时间，可养肝血，若准时就寝，获得适当充足的睡眠，血就能归藏于肝，使人白天精神奕奕、活力百倍；但如果你是“夜猫子”一族，肝血无法得到调养，肝火便容易上扬，容易产生口干舌燥等不适。春季应避免过度劳累，充分休息，增加肝血流量，提高肝脏细胞功能。

常练“清明三月节坐功”

于每天凌晨1点到5点之间，盘腿而坐，两手作挽弓动作。左右两手交换，动作相同，方向相反，各做56次。然后上下牙齿相叩，即叩齿36次，漱津，待津液满口分3次咽下，意想把津液送至丹田。如此漱津3次，一呼一吸为一息，36息而止。常做此功法可改善腰脊肠胃虚邪积滞、耳前热、苦寒、耳聋咽痛、颈项肩臂疼痛、腰软等。

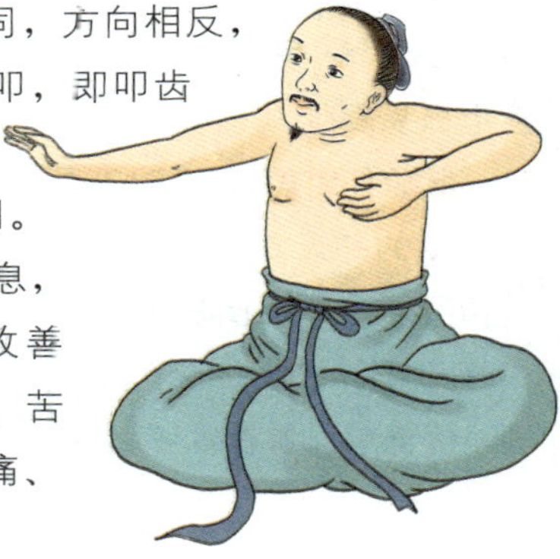

谷雨

健脾去湿喜迎夏

4月19～21日

每年4月20日前后是谷雨节气。中国古代将谷雨分为三候：“第一候萍始生；第二候鸣鸠拂其羽；第三候戴胜降于桑”。是说谷雨后降雨量增多，浮萍开始生长，接着布谷鸟提醒人们该播种了，然后是桑树上开始见到戴胜鸟。

谷雨断霜，雨量大增

常言道“清明断雪，谷雨断霜”，谷雨后的气温回升速度加快，谷雨节气，东亚高空西风急流会再一次发生明显减弱和北移，华南暖湿气团比较活跃，西风带自西向东环流波动比较频繁，低气压和江淮气旋活动逐渐增多。受其影响，江淮地区会出现连续阴雨或大风暴雨。

谷雨时节人体生理反应

神经系统反应较强烈 气候处于湿热交蒸状态，容易患风湿性、类风湿性关节炎等疾病，谷雨节气以后是神经痛的发病期，如肋间神经痛、坐骨神经痛、三叉神经痛等。虽然雨水较多，但也有一段时间处于干旱之中。所以风湿、眩晕、癣疮等症也极易发生。

脉象如游鱼 谷雨时节的气候不温不火，介于炎热的夏天和寒冷的冬天之间，故气血活动也介于夏冬之间的状态。这种情况从脉象上反映了出来，正如《素问·脉要精微论》说，“春曰浮，如鱼之游在波”，意思说春天人体的脉搏浮而滑利，好像鱼儿游在水波之中。

谷雨时节养生原则

谷雨时节防神经痛 由于谷雨节气后降雨增多，空气中的湿度逐渐加大，因此这个时候是神经痛的发病期，如肋间神经痛、坐骨神经痛、三叉神经痛等，应做好防范工作。

过敏性体质需谨慎 由于天气转温，人们的室外活动增加，北方地区的桃花、杏花竞相开放；杨絮、柳絮四处飞扬，过敏体质的朋友应注意防止花粉症及过敏性鼻炎、过敏性哮喘等。在饮食上应减少高蛋白质、高热量食物的摄入。

防胃病 谷雨时节，脾处于旺盛时期，脾的旺盛会使胃也强健起来，使消化功能处于旺盛状态。其实人体在每个季节交替的前18天内，都会处于这种状态中，消化功能旺盛有利于营养的吸收，使身体能够适应下一季节的气候变化。可是饮食不当却极易使肠胃受损，所以这一时期也是胃病的易发期。胃病一般是指慢性胃炎与溃疡病而言。

谷雨时节饮食进补方案

应注重清热去湿，疏肝健脾，益肺补肾，多进食玫瑰花、佛手、陈皮、白术、薏米、淮山药、郁金、冬瓜、香蕉、菠萝、土豆、扁豆、鲫鱼、猪肉、茯苓、土茯苓、鸡蛋等。还可以喝些玫瑰花茶。

可多吃疏肝清热、益肺补肾之品，如枇杷、茉莉花、薏米、冬瓜仁、蜂蜜、桑葚、芝麻、花生、青瓜、蒜薹、枇杷、杨梅、番茄、木棉花等。

风寒湿痹之人忌食柿子、柿饼、西瓜、芹菜、生黄瓜、螃蟹、田螺、蚌肉、海带等生冷性凉的食物。

热痹患者忌食胡椒、肉桂、辣椒、花椒、生姜、葱白、白酒等温热助火之品。

春季风邪当令，风为阳邪，性走窜，易诱使一般宿疾复发，如高血压、哮喘、皮肤病及过敏性疾病等，故在饮食上应忌食发物，如螃蟹、虾、竹笋、公鸡、海鲜等。总之，春季饮食应掌握一个原则，食物宜由辛甘逐渐转为清淡养阳之品。

谷雨时节日常起居指南

注意天气 谷雨节气中雨水较多，但也有一段时间处于干旱之中。所以风湿、眩晕、癣疮等症也极易发生。另外，谷雨节气的气温虽以晴暖为主，但早晚仍有时冷时热之时，早出晚归的人更应加倍小心地呵护自己，避免不必要的疾患发生。总之注意调养情志，合理饮食，就会减少疾病的发生。

起居有常 谷雨养生除了早睡早起、平心静气以养肝外，可选择静中有动的运动如太极拳等，运动时不宜出汗过多，以免阳气外泄。

刺激的类型	情志的表现	引起情志变化的原因
暴发性刺激	喜、怒、恐	多指突如其来的情志刺激。如意料之外的巨大打击、重大收获、巨大的事变或灾难、难以忍受的伤痛等
渐进性刺激	思、悲	一段时间内未获得解决或实现，而在这一段时间内保持着持续性的异常精神状态，如精神紧张、思虑忧愁、悲伤不已等

常练“放松入静功”

1.取仰卧位，周身放松，头枕在高低适度的枕头上，脚与肩同宽，两手放于身体两侧大腿旁边，手心向下，闭眼。

2.意想头顶放松，两耳朵放松，两肩放松，两大臂放松，两小臂放松，两手掌放松，两手指放松，然后再想头顶放松，脸部放松，腹部放松，会阴部放松，两大腿放松，膝盖放松，小腿放松，脚面放松。大脚趾、二脚趾、三脚趾、四脚趾、小脚趾依次放松，脚心放松，两脚好像浸泡在温水中（夏天意想两脚浸泡在凉水里）。

3.最后连续默念“全身放松”三遍（此功站、坐、卧都能练习）。此功法可滋阴补肾，帮助改善神经衰弱、烦躁不安、胸闷、气管炎、高血压、失眠等症。

常练“谷雨三月中坐功”

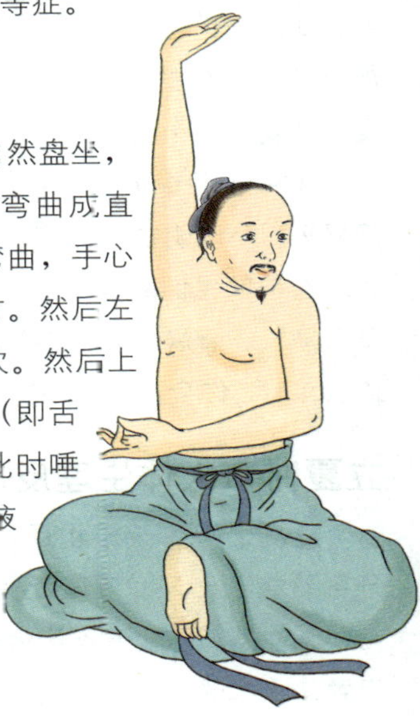

在每天凌晨1点到5点之间，自然盘坐，右手上举托天，指尖朝左；左臂弯曲成直角，前臂平举在胸前，五指自然弯曲，手心朝胸，同时头向左转，目视左前方。然后左右交换，动作相同，左右各做35次。然后上下牙齿相叩，即叩齿36次，漱津（即舌舐上腭，并两颊、上下齿唇间，此时唾液增加分泌，此为津液），待津液满口分3次咽下，意想把津液送至丹田。如此漱津3次，一呼一吸为一息，36息而止。

Part 02 夏长养心消暑热

立夏 夏季开始的时节 5月5~7日

立夏"斗指东南，维为立夏，万物至此皆长大，故名立夏也"。此时太阳黄经为45度，在天文学上，立夏表示即将告别春天，是夏日的开始。每年公历5月5~7日是农历的立夏之日。

炎热夏季烦扰多

民间有畏忌夏季炎热而称体重的习俗，据说这一天称了体重之后，就不怕夏季炎热，不会消瘦，否则会有病灾缠身。江西一带还有立夏饮茶的习俗，说是不饮立夏茶，会一夏苦难熬。古代的君王们也常在夏季初始的日子，到城外去迎夏，迎夏的日子就是立夏日。

《礼记·月令》解释立夏曰："蝼蝈鸣，蚯蚓出，王瓜生，苦菜秀。"说明在这时节，青蛙开始聒噪着夏日的来临，蚯蚓也忙着帮农民们翻松泥土，乡间田埂的野菜也都彼此争相出土日日攀长。清晨当人们迎着初夏的霞光，漫步于乡村田野、海边沙滩时，你会从这温和的阳光中感受到大自然的深情。

立夏时节人体生理反应

立夏之际，天干物燥，风多雨少，气候干燥，人体的水分容易通过出汗、呼吸而大量丢失，再加上天气变化反复无常，人体的新陈代谢不能保持平衡和稳定，导致生理功能失调而致使人体的大脑指挥失灵而引起"上火"症候。具体表现为咽喉干燥疼痛、眼睛红赤干涩、鼻腔热烘火辣、嘴唇干裂、食欲不振、大便干燥、小便发黄等。

容易心烦气躁 炎热易引起人的“心躁”，务请戒躁戒怒，努力培养急事不惊、烦事不争的心态。恰如《内经》所说，“更宜调息净心，常如冰雪在心，炎热亦于吾心少减，不可以热为热，更生热矣”。做到心静。

能量消耗大 进入“立夏”节气后，人体的心脏功能处于旺盛时期，新陈代谢加快，能量消耗比较大。所以，人体在白天所消耗的能量要靠晚上的睡眠来补充，睡眠不足，必然会破坏体内新陈代谢的平衡，使人精神萎靡不振，进而影响身体健康。所以，“立夏”节气应从饮食上适当进补以促进睡眠。

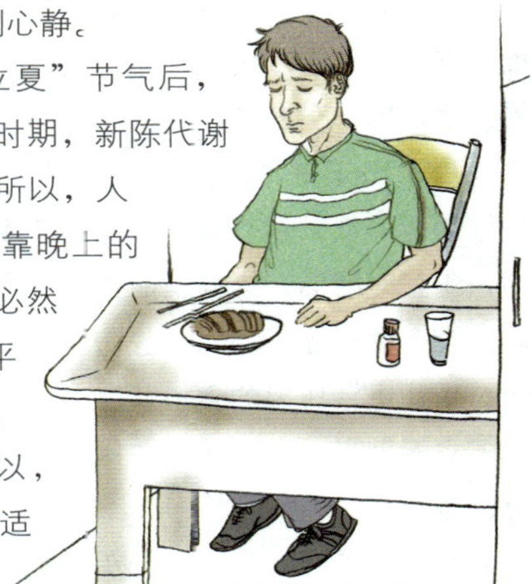

⊙胃失和降，食欲不振。

立夏时节养生原则

养护心脏 心为阳脏而主阳气，也就是说心为阳中之太阳，心的阳气能推动血液循环，维持人的生命活动，使之生机不息，而心与夏气相通应，即心阳在夏季最为旺盛，功能最强。立夏在农历四月前后，天气渐热，植物繁盛，此季节有利于心脏的生理活动，人在与节气相交之时故应顺之，是养护心脏的最好时机。

保持平和心态 立夏以后，天气转热，传统中医认为，“暑易伤气”，因此，应重视精神的调养，保持神清气和、心情愉快的状态，切忌大悲大喜，以免伤心、伤身、伤神，尤其是老年人更要做到这一点。

立夏时节饮食进补方案

立夏是阳气渐长、阴气渐弱的时节，因此人体的肝气渐弱，心气渐强，此时应多吃酸味食物，如鱼、鸡、瘦肉、豆类、芝麻、洋葱、小米、玉米、山楂、枇杷、杨梅、香瓜、桃、木瓜等，少吃苦味食物，以补肾助肝，调养胃气。

夏季因天气炎热而容易出汗，导致体内水分流失，消化系统功能降低，没有食欲，此时宜多吃稀食，如早晚进餐时食粥，午餐时喝汤，这样既能生津止渴、清凉解暑，又能补养身体。在煮粥时还可加入一些荷叶、绿豆等具消解暑热、养胃清肠、生津止渴作用的食物。

立夏时节应少吃动物内脏、肥肉以及过咸的食物，如咸鱼、咸菜等。

平时还应多吃一些清热利湿的食物，如西瓜、桃、乌梅、草莓、番茄、黄瓜等。

立夏时节日常起居指南

居室通风消毒 立夏以后，人的新陈代谢开始活跃起来。室外活动愈加频繁，活动量增大，加上夏季昼长夜短，所以要调适好作息时间来顺应立夏节气达到养生的功效。居室应保证通风，阳光照射过强的话可以拉上浅色窗帘避光。居室要加强消毒，防止各种病菌的滋生。

坚持午睡 立夏以后，人在午后困意颇大，应顺应此节气坚持午睡，午睡对保障身体健康，减少某些疾病的发生起着至关重要的作用。研究表明，午睡可以预防多种心脏病的发生，如冠心病、心肌梗死等。

其他养生之道

做慢运动 立夏时节，可选择一些相对平和的慢运动来做，如太极拳、太极剑、散步、慢跑等。因为立夏后，随着气温的升高，人们容易出汗，“汗”为心之液，此时如果再做剧烈运动，容易造成机体缺水。因此，立夏时节的运动不宜过于剧烈，以免过度出汗，同时运动后要适当饮温水，以补充体液。

常练“立夏四月节坐功”

于每天凌晨3点到上午7点之间，一腿盘坐，一腿弯曲，屈膝，两手交叉抱膝，手与膝力争两三秒钟。两腿交替，左右各抱膝35次。然后上下牙齿相叩，即叩齿36次，漱津（即舌舐上腭，并两颊、上下齿唇间，此时唾液增加分泌，养生家称为津液），待津液满口后分3次咽下，意想把津液送至丹田。如此漱津3次，一呼一吸为一息，36息而止。此功法可改善风湿留滞、经络肿痛、臂肘挛急、手心热、嬉笑不休等。

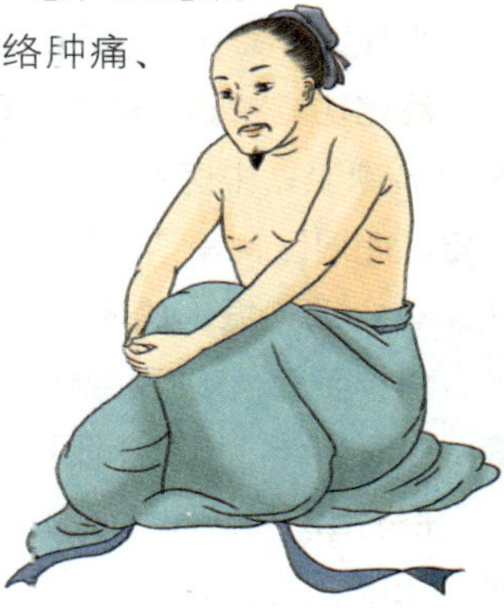

小满

气温渐高，未病先防 5月20～22日

小满含义是夏熟作物的籽粒开始灌浆饱满，但还未成熟，只是小满，还未大满。大约每年公历5月21日这天为小满。小满是二十四节气之一，小满正是适合水稻插秧的季节。

姗姗来迟的雨

从气候特征来看，在小满节气到下一个节气芒种期间，全国各地都是渐次进入夏季，南北温差进一步缩小，降水进一步增多。华南中部和西部，常有冬干春旱，大雨来临又较迟，有些年份要到6月大雨才姗姗而来，最晚甚至可迟至7月。

小满时节人体生理反应

皮肤病多发 夏季闷热潮湿，因起居不当必将引发风疹、风湿、汗斑、湿疹、脚气等，正是皮肤病发作的季节。《金匮要略·中风历节篇》中说，“邪气中经，则身痒而瘾疹”。可见，古代医学家对此早已有所认识。

消化功能减弱，精神易萎靡 小满过后，雨水多起来，天气闷热潮湿，中医称之为“湿邪”。据专家介绍，人体的脾“喜燥恶湿”，受“湿邪”的影响最大，很多南方人一到雨季就会有食欲不振、腹胀、腹泻等消化功能减退的症状，还常伴有精神萎靡、嗜睡、身体乏力、不想喝水、舌苔白腻或黄腻等，中医叫作“湿邪中阻”。

容易出汗 随着气温上升，人们容易出汗，“汗”为心之液，但老人不能过度出汗，需要每天补充水分，保持机体平

衡，尤其是运动后更要适当饮用温水，补充体液。再则要注意防晒，避免日光性皮炎。

小满时节养生原则

谨防皮肤疾病 小满节气正值五月下旬，气温明显增高，雨量增多，所以这一节气中，要注意气温变化大，雨后要添加衣服，不要着凉受风而患感冒。又由于天气多雨潮湿，若贪凉卧睡必将引发风湿症、湿性皮肤病等疾病。在小满节气的养生中，我们要特别提出“未病先防”的养生观点，就是做好各种预防工作，以防止疾病的发生。

中医学认为，人与外界环境也是息息相关的，并提出人类必须掌握自然规律，顺应自然界的变化，保持体内外环境的协调，才能达到防病保健的目的。疾病的发生关系到正气与邪气两个方面的因素。邪气是导致疾病发生的重要条件，而人体的正气不足则是疾病发生的内在原因和根据，但不否定外界致病因素在特殊情况下的主导作用。因此，“治未病”应该从增强机体的正气和防止病邪的侵害这两方面入手。

小满时节饮食进补方案

健胃 夏季蔬菜水果相对比较多，保证清洁卫生条件下能生吃的尽量生吃，如果想增加食欲，可以适当吃点苦味的食品，苦味食品不仅有清火的作用，同时淡淡的苦味还能增进食欲，有健胃的作用。另外，要适当补充蛋白质。蛋白质来源主要是两种，一种是动物蛋白质，也就是所说的瘦肉；一种是植物性蛋白质，也就是豆类，摄取豆类食物，主要有这几种方法：吃豆腐、喝豆浆、喝豆粥、吃豆腐皮等。

防皮肤病 此节气是皮肤病的易发期，所以饮食调养宜以清爽清淡的素食为主，常吃具有清利湿热作用的食物，如红小豆、薏米、绿豆、冬瓜、丝瓜、黄瓜、黄花菜、水芹、荸荠、黑木耳、藕、胡萝卜、番茄、西瓜、山药、蛇肉、鲫鱼、草鱼、鸭肉等；忌食膏粱厚味、甘肥滋腻、生湿助湿的食物，如动物脂肪、海腥鱼类，酸涩辛辣、性属温热助火之品及油煎熏烤之物，如生葱、生蒜、生姜、芥末、胡椒、辣椒、茴香、桂皮、韭菜、茄子、蘑菇、虾、蟹及牛、羊、狗、鹅肉类等。

小满时节日常起居指南

睡眠的注意事项 小满后，由于昼长夜短，睡眠不好，身体容易疲倦，应按时入睡，做到早睡早起。夏天睡觉时不要为贪图凉快而睡在冷地板或凉席上，以免湿气侵入筋脉，导致风湿病，或头重身痛，或生痈疔疖，同时也不可随意坐在晒热的椅凳和砖石上，以免热毒侵入肌肤，而导致患坐板疮或生毒疖。

洗冷水澡 小满后，天气变得越来越热，此时可适当洗一洗冷水浴，这样能增强机体的新陈代谢和免疫力，同时还能消耗体内的热量，帮助减肥。但体质弱，高血压、关节炎病患者不宜洗冷水浴。

其他养生之道

应避免做多出汗的运动 锻炼项目以散步、慢跑、打太极拳等最为合适。根据“春夏养阳”的原则，不宜做过于剧烈的运动，因为剧烈运动可致大汗淋漓，不但伤阴，也伤阳气。应当以刚出汗为度。应避免在中午11点到下午4点炎热的时间里进行锻炼，减少外界的高温直接辐射在身体上。室外锻炼要戴遮阳的白帽或用树枝、竹叶编成的凉帽，穿着白色或淡色，透气性能好、质地柔软及宽松、整洁的运动服。在运动过程中要增加间歇次数，每次10~15分钟。并设法在阴凉、安静处休息，锻炼时间不宜过长，每次30~40分钟。在间歇时，可饮淡盐水或清凉退暑饮料（绿豆汤、果汁、金银花水等）。

调理心脏的小功法“呵”字诀 两脚平行站立，约与肩同宽，屈膝下蹲，两手松开内旋外翻，起身，同时两臂下垂，手背相贴，然后抬肘，两手外旋分开至身体左右侧前方，微屈膝下蹲，两手顺势下落与腰平，口吐“呵”字诀，两手臂外旋放于腹前，手心向上，起身，屈肘捧手至胸前，然后两手内翻自然下落至脐前方，重复刚才的动作，一共做6次，最后一次结束起身时，两手内翻，手心向内缓缓收回到肚脐前，稍做休息即可。

常练“小满四月中坐功”

于每天凌晨3点到上午7点之间，盘腿坐下，左手按住左小腿部位，右手上举托天，指尖朝左。然后左右交换，动作相同，各做15次。然后上下牙齿相叩，即叩齿36次，漱津（即舌舐上腭，并两颊、上下齿唇间，此时唾液增加分泌，养生家称为津液），待津液满口分3次咽下，意想把津液送至丹田。如此漱津3次，一呼一吸为一息，36息而止。此功法可改善肺腑蕴滞邪毒、胸胁支满、心悸怔忡、心痛、掌中热等。

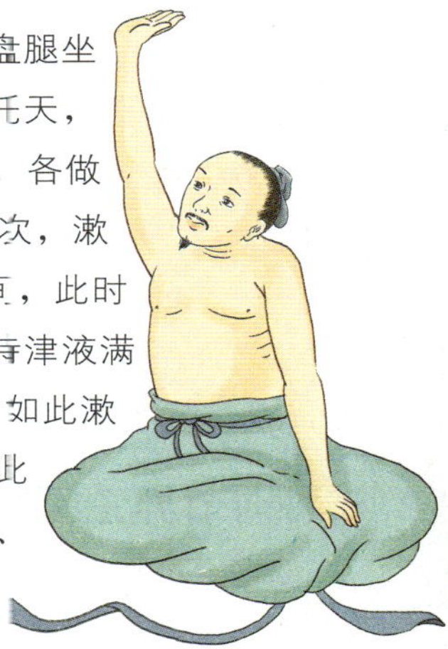

芒种

天气炎热，清补是关键　6月5~7日

每年的6月5日前后为芒种，是麦类等有芒作物成熟、夏种开始的时节。《月令七十二候集解》说，“五月节，谓有芒之种谷可稼种矣”。意指大麦、小麦等有芒作物种子已经成熟，抢收十分急迫。

万物成熟，气温升高

芒种时节，中国中部的长江中下游地区雨量增多，气温升高，开始进入连绵阴雨的梅雨季节，空气十分潮湿，天气异常湿热，各种衣物器具极易发霉。

芒种时节人体生理反应

代谢旺盛，元气消耗大 人体新陈代谢旺盛，汗易外泄，耗气伤津之时，宜多吃具有解暑益气、生津止渴的食物。老年人因机体功能减退，热天消化液分泌减少，心脑血管有不同程度的硬化，饮食宜清补为主，辅以清热解暑、护胃益脾和具有降压、降脂的食品。

容易疲倦 在江西省有谚语：“芒种夏至天，走路要人牵；牵的要人拉，拉的要人推”。短短几句话，反映了夏天人们的通病——懒散。其原因是夏季气温升高，空气中的湿度增加，体内的汗液无法通畅地发散出来，人身之所及，均不离湿热之气。所以，暑令湿胜必多兼感，使人感到四肢困倦。

芒种时节养生原则

小心受寒 中国的端午节多在芒种日的前后，民间有“未食端午粽，破裘不可送”的说法。此话告诉人们，端午节没过，

气温还会有冷的时候，御寒的衣服不要收起，以免受寒。

保持情绪稳定 芒种的养生重点是根据季节的气候特征，在精神调养上使自己的精神保持轻松、愉快的状态，忌恼怒忧郁，这样可使气机得以宣畅，通泄得以自如。

汗后勿洗冷水澡 为避免中暑，芒种后要常洗澡，这样可使皮肤疏松，“阳热”易于发泄。但须注意的一点，在出汗时不要立即用冷水洗澡。中国有句老话，“汗出不见湿”，“汗出见湿，乃生痤疮”。在洗浴时采用药浴，可达到更好的健身防病的目的。

芒种时节饮食进补方案

多食清淡食物 历代养生家都认为夏三月的饮食宜清补，可多吃新鲜蔬菜、瓜果等，如蔬菜可为人体提供所必需的糖类、蛋白质、脂肪和矿物质等营养素及大量的维生素。维生素是人体新陈代谢中不可缺少的物质，可预防疾病、防止衰老。瓜果蔬菜中的维生素C，还是体内氧化还原的重要物质，它能促进细胞对氧的吸收。

忌肥甘厚味辛热 夏季气候炎热，人们出汗较多，因此不宜食用肥甘厚味及燥热之品，如人参等补品。这些药材性辛热，炎热夏季过多食用，会使人非常烦躁，同时也容易引起消化道及全身性的一些疾病或不适，如便秘、痔疮、口唇干裂、咽炎等。

长夏饮食稍温辛 中医营养学认为，长夏的饮食要稍热一点，不要太寒凉；不要一次吃得太多，在次数上可稍多一些。在中国一些南方地区，夏季炎热多雨，疾病以暑病为多，不少人有食辣椒的习惯，这是因为吃辣可以促使人体排汗，在闷热的环境里增添一份凉爽舒适感。适当吃点生姜对夏季养生也大有好处。

芒种时节日常起居指南

不宜裸露脊梁 在这个节气中，大街小巷开始有些人光着脊梁，他们认为这样凉快，其实并非如此。众所周知，皮肤覆盖在人体表面，具有保护、感觉、调节体温、分泌、排泄、代谢等多种功能。在人体皮肤上有几百万个汗毛孔，每天约排汗1000毫升，每毫升汗液在皮肤表面蒸发可带走246焦耳的热量。当外界气温超过35℃时，人体的散热主要依靠皮肤汗液蒸发，加速散热，使体温不至于过度升高。此时若光着脊梁，不穿衣服，皮肤就会从外界吸收热量，且不能通过蒸发的方式达到散热的目的，反而会感到闷热。

芒种时节的穿衣指南 芒种过后，午时天热，应该穿点透气好的棉、丝织衣服，使衣服与皮肤之间存在微薄的空气层，而空气层的温度总是低于外界的温度，这样就可达到防暑降温的效果。另外，此时人体易出汗，衣衫要勤洗勤换。

晚睡早期 起居方面，要晚睡早起，适当地接受阳光照射（避开太阳直射，注意防暑），以顺应阳气的充盛，利于气血的运行，振奋精神。夏日昼长夜短，中午小憩可助消除疲劳，有利于健康。

其他养生之道

常游泳 在夏季，游泳可以增强机体对外界的反应能力，提高耐寒及抗病能力，对肩背及关节功能有益。

毛孔调息功 自然站立，双脚分开与肩同宽，双臂自然下垂，掌心朝内侧，中指指尖紧贴风市穴，拔顶，舌抵上腭，提肛，净除心中杂念。全身放松，两眼微闭或两眼平视，两膝盖微屈，呼吸绵绵，呼气时意念全身所有毛孔都张开，向外排气，使一切病气、浊气都排出去，吸气时意念全身毛孔都在采气，内脏各器官也与宇宙中之大气同呼吸。每次站20分钟，可达到祛病延年之目的。

常练“芒种五月节行动”

于每天凌晨3点到上午7点之间，自然站立，两脚分开与肩同宽，两手由胸前上提，手心向上，然后外旋，向上托起，两臂伸直，手心向上，十指尖朝后，腹向前挺，背向后压，头后仰，目视双手，略停数秒，双手经体侧徐徐下落。如此反复做35次。然后上下牙齿相叩，即叩齿36次，漱津（即舌舐上腭，并两颊、上下齿唇间，此时唾液增加分泌，养生家称为津液），待津液满口分3次咽下，意想把津液送至丹田。如此漱津3次，一呼一吸为一息，36息而止。此功法可改善腰肾蓄积虚劳、咽干、胃痛、目黄胁痛、消渴、善笑善惊善忘等。

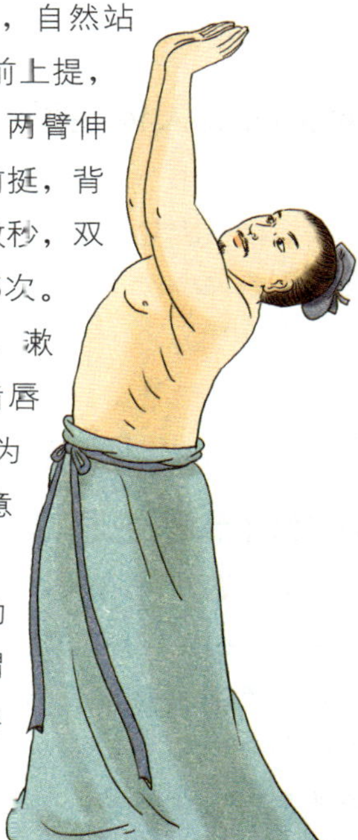

夏至

调养身心是关键 6月21～22日

夏至日在每年公历6月21日前后。此时太阳直射北回归线，是北半球一年中白昼最长的一天。夏至这天虽然白昼最长，太阳角度最高，但并不是一年中最热的时候。因为，接近地表的热量，这时还在继续积蓄。

太阳直射北回归线，气温渐高

俗话说"热在三伏"，真正的暑热天气是以夏至和立秋为基点计算的。在七八月中旬，中国各地的气温均为最高，有些地区的最高气温可达40℃左右。

夏至时节人体生理反应

在夏至节气中，尽管天气炎热，可是阴气已经开始有所生长。由于阴气的生长，人体在此节气中便显得极其脆弱，容易患上各种疾病。

一些因寒冷而发的疾病到了夏季开始慢慢转轻，如慢性气管炎、支气管炎、肺气肿等，这些疾病在冬季发作频繁，而到了夏天则发作较少或不发作。

夏至时节养生原则

精神调养 夏季要神清气和，快乐欢畅，心胸宽广，精神饱满，如万物生长需要阳光那样，对外界事物要有浓厚的兴趣，培养乐观外向的性格，以利于气机的通泄。

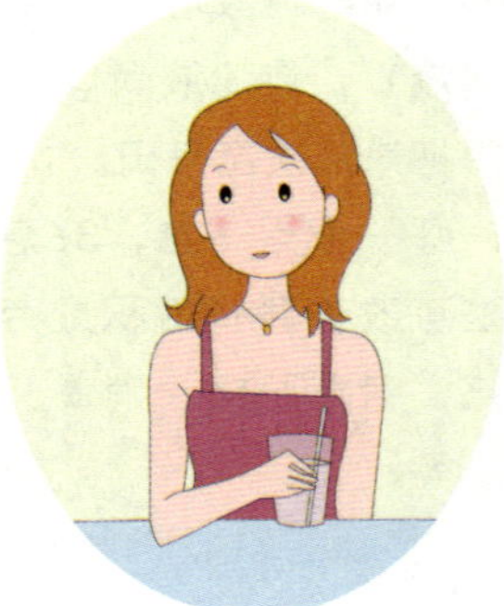

调养心脑 中医说“心主血脉”。心脏通过血脉向全身各组织器官输送养料，以维持正常的生理功能；而许多“心脑”疾病，其治疗也先从“心”的调养开始。

控制血压 夏季气温高，心脑血管疾病不会像冬季那么容易暴发，但易直接影响血压波动，因为高温酷暑容易使人烦躁不安，大量出汗又会导致血液浓缩，进出空调房间又会受到不断的冷热刺激，这些因素都能引起血压升高，严重者可引起中风或心肌梗死。

夏至时节饮食进补方案

适当多吃酸味和咸味食物 夏季是多汗的季节，出汗多，则盐分损失也多，若心肌缺盐，心脏搏动就会出现失常。中医认为此时宜多食酸味，以固表，多食咸味以补心。《素问·藏气法时论》曰：心主夏，“心苦缓，急食酸以收之”，“心欲耎，急食咸以耎之，用咸补之，甘泻之”。就是说藏气好软，故以咸柔软也。

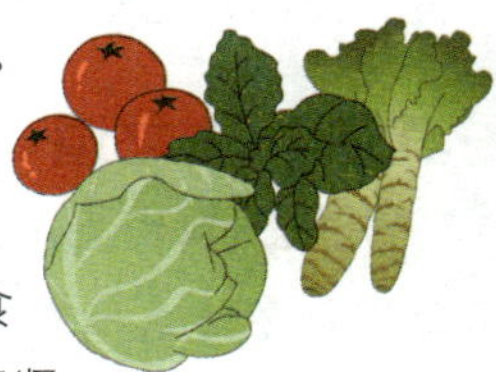

不宜多吃过寒食物 从阴阳学角度看，夏季体外越热，体内越冷，因此饮食不可过寒，如《颐身集》所说，夏季心旺肾衰，即外热内寒之意，因其外热内寒，故冷食宜少不宜多，贪多定会寒伤脾胃，令人吐泻。西瓜、绿豆汤、乌梅、小豆汤，虽为解渴消暑之佳品，但不宜冰镇食之。按中医学的脏与脏之间的关系讲“肾无心之火则水寒，心无肾之水则火炽。心必得肾水以滋润，肾必得心火以温暖”，从中不难看出心、肾之间的重要关系。

夏至时节日常起居指南

温水洗澡 每日温水洗澡也是值得提倡的健身措施，不仅可以洗掉汗水、污垢，使皮肤清洁凉爽消暑防病，而且能起到锻炼身体的目的。因为，温水洗澡时水的压力产生按摩作用，可使神经系统兴奋性降低，体表血管扩张，加快血液循环，改善肌肤和组织的营养，降低肌肉张力，消除疲劳，改善睡眠，增强抵抗力。

合理安排休息时间 在夏季应该顺应自然界阳盛阴衰的变化，晚睡早起。夏季炎热，如果汗液排出过多，人会觉得头昏胸闷，心悸口渴，恶心甚至昏迷。安排室外工作和体育锻炼时，应避开烈日炽热之时，加强防护。合理安排午休时间，一为避免炎热之势，二可消除疲劳之感。另外，夏日炎热，腠理开泄，易受风寒湿邪侵袭，睡眠时不宜扇类送风，有空调的房间，室内外温差不宜过大，更不宜夜晚露宿。

其他养生之道

运动调养 运动调养也是养生中不可缺少的因素之一。夏季运动最好选择在清晨或傍晚天气较凉爽时进行，场地宜选择在河湖水边、公园庭院等空气新鲜的地方，有条件的人可以到森林、海滨地区去疗养、度假。锻炼的项目以散步、慢跑、太极拳、广播操为好，不宜做过分剧烈的活动，若运动过激，可导致大汗淋漓，汗泄太多，不但伤阴气，也损阳气。在运动锻炼过程中，出汗过多时，可适当饮用淡盐开水或绿豆盐水汤，切不可饮用大量凉开水，更不能立即用冷水冲头、淋浴，否则会引起寒湿痹证、黄汗等多种疾病。

三浴法 天气热起来，正是进行“三浴”锻炼的好时机。所谓“三浴”是指空气浴、日光浴、水浴。每天多通风，并开窗睡觉，进行空气浴；夏季在每天早9点左右到户外进行日光浴，日光中的红外线照到皮肤上，对心肺功能会起到有益的作用，紫外线照到皮肤上，可使全身功能活跃且循环加速，并能刺激骨髓制造红细胞，防止贫血，此外尚有杀菌消毒作用；还有就是水浴，天气热了，正好可以通过洗澡来降低体温，注意水温在35℃左右，洗澡要天天进行，不只为了干净，还为了增强体质。

常练“夏至五月中坐功”

每天凌晨3点到上午7点之间，屈膝蹲坐，两臂伸直，十指交叉，手心向胸，以右脚踏手心中，脚向外蹬，手往里拉，蹬拉相争，两三秒钟。换左脚踏，同样动作，左右各做35次。然后上下牙齿相叩，即叩齿36次，漱津（即舌舐上腭，并两颊、上下齿唇间，此时唾液增加分泌，养生家称为津液），待津液满口分3次咽下，意想把津液送至丹田。如此漱津3次，一呼一吸为一息，36息而止。此功法可改善风湿积滞、腕膝痛、肩臂痛、掌中热痛、两肾内痛、腰背痛、身体困重等。

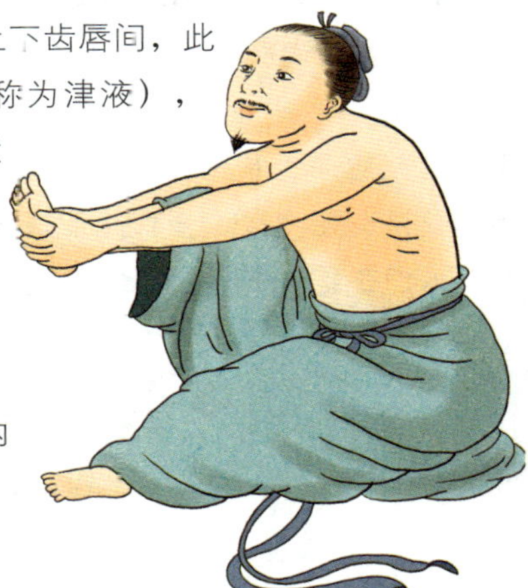

小暑 自我调理防苦夏

7月6～8日

小暑日“斗指辛为小暑，斯时天气已热，尚未达于极点，故名也”。太阳黄经为105度。此时虽然天气已经很热，但还不到最热的时候，所以叫小暑。小暑已是初伏前后，很多地区的平均气温已接近30℃。

热浪袭人，洪水到来

暴雨也时常在小暑节气光顾中国的大部分地区。由于这段时间的雨量集中，所以防洪防涝显得尤为重要。农谚有“大暑小暑，灌死老鼠”之说；更有“小暑南风，大暑旱”“小暑打雷，大暑破圩”的经验总结，小暑若是吹南风，则大暑时必定无雨，就是说小暑最忌吹南风，否则必有大旱；小暑日如果打雷，必定有大水冲决圩堤。

小暑时节人体生理反应

易得胃肠道疾病 夏季饮食不洁易引起多种胃肠道疾病，如痢疾等。若进食腐败变质的有毒食物，还可导致食物中毒，引起腹痛、吐泻，重者出现昏迷或死亡。气温高时，人体消化液分泌减少，胃酸降低，食欲神经就会受到抑制，因此，人们在夏季往往吃得比原来少。

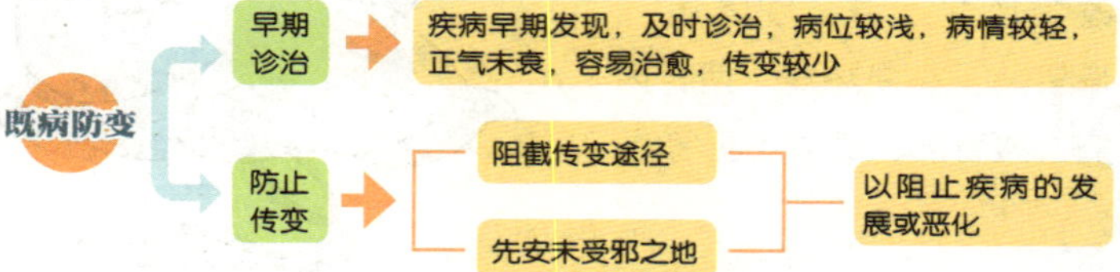

心脏负荷大，容易中暑 人体内的血流加快，心脏负荷大，人们最应警惕的便是心力衰竭。伏天里，最易发生的季节病就是中暑。中暑主要是因为气温高，而环境通风差，使体热不能及时向外发散而造成的。

小暑时节养生原则

保持心静 小暑是二十四节气的第十一个节气，也是人体阳气最旺盛的时候，“春夏养阳”。时当小暑之际，气候炎热，人易感心烦不安，疲倦乏力，在自我养护和锻炼时，我们应按五脏主时，夏季为心所主的原则顾护心阳，平心静气，确保心脏功能的旺盛，以符合“春夏养阳”之原则。

暑邪耗气防苦夏 “苦夏”是一和常见的暑热证，大多发生在体弱多病者和中年脑力劳动者身上。“苦夏”是由于天暑地热，人体与气候不适应，造成神经功能紊乱和失调。常表现为：一进入夏天，就会经常感到头昏脑涨、全身乏力、倦怠嗜睡、食欲减退、精力不集中、心烦不安等。到秋日暑衰，各种不适便不药而愈，饮食和精力亦恢复正常。“苦夏”虽然不是一种病，但是在一定程度上影响人们的身体健康，可以从饮食、运动、精神调养、合理安排生活起居等多方面进行防治。

小暑时节饮食进补方案

多吃消暑食物 “热在三伏”，此时正是进入伏天的开始。“伏”即伏藏的意思，所以人们应当少外出以避暑气。民间度过伏天的办法是吃清凉消暑的食品。俗话说“头伏饺子二伏面，三伏烙饼摊鸡蛋”。这和吃法便是为了使身体多出汗，排出体内的各种毒素。天气热的时候要喝粥，用荷叶、土茯苓、扁豆、薏米、猪苓、泽泻、木棉花等材料煲成的消暑汤或粥，或甜或咸，都适合此节气食用。多吃水果也有益于防暑，但是不要食用过量，以免增加肠胃负担。

含钾食物补体力 由于夏天人们出汗较多，致使体内丢失一部分水分、盐分及一定量的钾元素，引起人体倦怠无力、头昏头痛、食欲不佳、精神不振等症状。为防止缺钾，在日常膳食中可多吃大豆、草莓、桃子、土豆、紫菜、芹菜、毛豆等含钾丰富的食物。

多酸生津兼敛汗 炎热夏季出汗较多，食欲不振，四肢乏力，脾胃功能降低。酸味食物能敛汗止泻、去湿，可预防人们因流汗过多而耗气伤阴，又能生津解渴、健胃消食。因此，夏季应适当吃些酸味食物，如番茄、柠檬、草莓、乌梅、葡萄、山楂、菠萝、芒果、猕猴桃等。

小暑时节日常起居指南

夏季晨练不宜过早 夏季天亮之前，空气并不清新，在日出前没有光合作用，绿色植物周围并没有多少新鲜氧气，并不利于健身；并且清晨时气温偏低，如果衣着较少，易患感冒，或引发关节疼痛、胃痛等病症。故夏季晨练的时间不宜早于凌晨6点。

夏季应正确使用空调 夏季使用空调时，室温应控制在26～28℃，室内外温差不宜超过8℃；应定时通风换气，禁止在空调房抽烟；长时间在空调房间的人，每天至少要到户外活动3～4小时，年老体弱者、高血压患者，最好不要久留空调房间。

其他养生之道

夏季养心戒烟酒 抽烟喝酒等不良嗜好对心脏循环系统的影响非常大；同时由于夏季炎热，心气易涣散，易引起各种疾病。因此，在日常生活中应减少或戒除烟酒的不良刺激，做到心平气和，呵护好心脏的安全。

夏季精神调摄 盛夏季节，应安神调心，保持心境平和，即俗话说的“心静自然凉”。在夏季高温的刺激下，人体正常的生理功能往往会发生变化，如心火偏旺，人的心情会变得烦躁，情绪容易激动，自我控制能力下降。因此，在炎热的天气下，要保持一个平稳的心态，防止“上火”。

常练“小暑六月节坐功”

于每天凌晨1点到5点之间，两手于背后撑地，十指尖朝后，胳膊伸直，右腿向前伸直，脚跟着地，左腿折叠使大腿压住小腿，目视脚尖，并使身体重心向后移，然后向前移。如此两脚交换，动作相同，各做15次。然后上下牙齿相叩，即叩齿36次，漱津（即舌舐上腭，并两颊、上下齿唇间，此时唾液增加分泌，养生家称为津液），待津液满口分3次咽下，意想把津液送至丹田。如此漱津3次，一呼一吸为一息，36息而止。此功法可改善腿膝腰风湿、咽干、喘咳、小腹胀、半身不遂、健忘、脱肛、手腕无力、喜怒无常等。

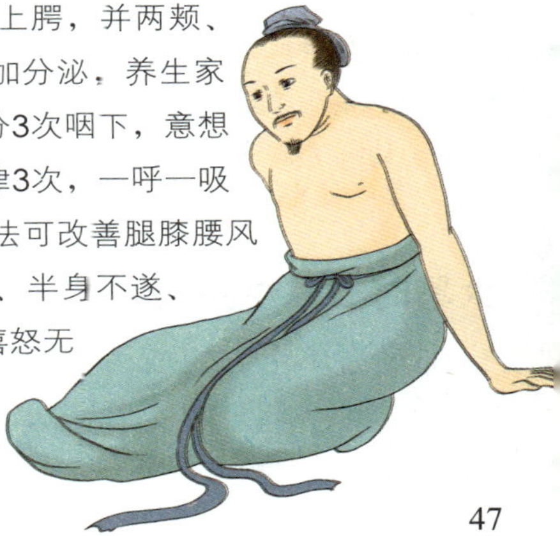

大暑

防湿热，远离中暑 7月22～24日

大暑是夏季的最后一个节气，也是一年中最热的节气。这个节气雨水多，谚语说，“三伏之中无酷热，五谷田禾多不结，此时若不见灾危，定主三冬多雨雪”。《管子》中也说，“大暑至，万物荣华”。

最热的节气，时有雷阵雨

这个时候天气比较复杂，时而有阵雨、雷雨、强对流天气，时而有多云到晴天气。高温天气时有发生，但是随着雷阵雨天气的到来，高温又有所缓解。

大暑时节人体生理反应

气血运行旺盛 夏季主阳，是阳盛之极，阳气盛、气温高，充于体表，人体阳气运行畅达于外，气血趋向于体表。

大量出汗 津液外泄，夏季炎热，易使人体腠理开泄、津液外泄，出汗量要远远大于其他季节。

心脏功能旺盛 心通于夏，人体心脏与夏季相应，心脏的生理功能在夏季比较旺盛，具体表现在心主血脉，气血旺盛，运动畅达，汗液排泄增加，阳气充，浮于外，功能活动亦加强，精力充沛。

大暑时节养生原则

切不可急躁或大怒；睡眠要充足，不可在过于困乏时才睡，应当在微感乏累之时便开始入睡。睡眠之时不可露宿，室温要适宜，不可过凉或过热，房中也不可有对流的空气，即

所谓的"穿堂风"。早晨醒来，可先在床上做一些保健的活动，如熨眼、叩齿、鸣天鼓等，再下床活动。早晨可到室外进行一些健身活动，但运动量不可过大，以身体微微出汗为度，可选择散步或练习静气功。日常生活中，气温高的中午不要外出，而居室温度亦不可太低，工作量不宜过大。

大暑时节饮食进补方案

多吃些燥湿健脾的食物 大暑时节，除了炎热外，还会出现多雨或阴雨绵绵的天气，气候特点以潮湿闷热为主，所以从传统养生学的角度讲，特别要注意对"暑湿"的预防。暑湿侵害人体可出现胸膈满闷、饮食无味、口中黏腻、头昏脑涨、肢体困重等症状，所以应以消暑清热、化湿健脾的方法进行预防或治疗。

益气养阴的食物不可少 大暑天气酷热，人体出汗较多，容易耗气伤阴，此时，人们常常是"无病三分虚"。因此，除了要及时补充水分外，还应常吃一些益气养阴的食品以增强体质，使湿热之邪无机可乘。但所选食物一定要清淡，不可过于滋腻，否则极易伤胃，导致消化不良。山药、大枣、海参、鸡蛋、牛奶、蜂蜜、莲藕、木耳、甲鱼、豆浆、百合粥、菊花粥等，都是夏日进补的佳品，可根据个人口味选用。

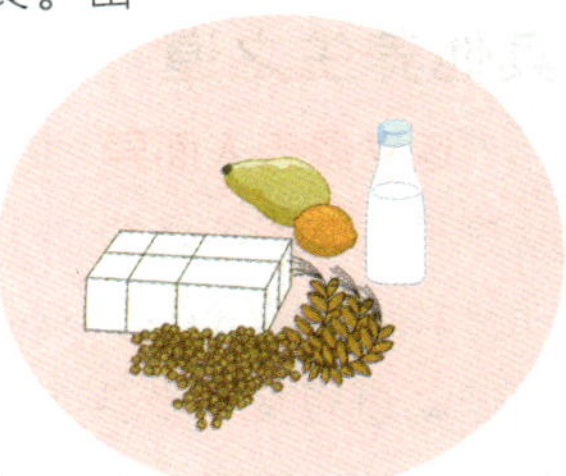

蛋白质供给要充足 大暑气温较高，人体新陈代谢增快，能量消耗大，因此蛋白质的供应必须酌量增加，每日摄入量应在100～120克为宜。植物蛋白可以从豆制品中获得，动物蛋白除了奶制品

外，还应适当吃点肉。夏季的肉食以鸡肉、鸭肉、猪瘦肉、鸽肉等平性或凉性的肉制品为首选。

大暑时节日常起居指南

寡言以养气 大暑时节，人体元气不足，若是经常大声叫喊，就必然要消耗肺气，影响呼吸器官的正常功能，致使体内元气不足，外邪乘虚而入致百病丛生。有些人追求刺激，群聚一起搞恶作剧以取乐，狂呼乱叫，嬉笑不已，这样只会损精耗气，使人精神飞驰，血气流荡，变生他疾。因此，这个时节应寡言少语，以养元气。

寡思以养神 大暑时节，是一年中气温最高的时节，情绪处于烦乱状态，如果再思虑过度，则会使人气机郁结不行，引起种种疾病，如心情不快、头目眩晕、不思饮食、脘腹胀闷，甚则出现面色萎黄、倦怠乏力、心悸气短等症。因此，在这个节气中，不要在微不足道的小事上苦想冥思，更不要为身外之物煞费心思。这样才可以把思想负担尽量减轻，有利于达到“全神息虑”，以防“神虑精散”。

其他养生之道

运动量因人而异 根据每个人的身体素质，大暑时节的运动量是应有所差异的。一般来说，身体健康的人，在做一些运动量较大的运动后，适量出汗会使身体有种舒服的畅快感，而运动量也应以此为度。中老年人在活动时，则应以不累为度。此时，快走、爬山、游泳、太极拳、羽毛球、乒乓球等运动都是不错的选择，其中，快走、爬山、太极拳比较适合中老年人。

静坐转颈叩齿功 大暑季节要慎外出，可以选择早晚进行身体活动。可以练习以下功法：坐姿，双拳撑地，头部向肩部方向扭动，远视，左右方向各做20次叩动牙齿，40次调息，津液咽入丹田10次。可治头痛、胸背风毒、咳嗽上气、喘咳烦心、胸膈满、掌中热、脐上或肩背痛、中风、多汗、心情郁结、健忘等症。

常练“大暑六月中坐功”

于每天凌晨1点到5点之间，盘腿坐下，双手握拳拄在腿前，两臂伸直与肩同宽，两拳眼相对，身体重心前移，上体前俯，扭项转头向右上方虎视。重心后移，头转向前；重心再前移，头转向左，动作相同，方向相反，左右各做15次。然后上下牙齿相叩，即叩齿36次，漱津（即舌舐上腭，并两颊、上下齿唇间，此时唾液增加分泌，养生家称为津液），待津液满口分3次咽下，意想把津液送至丹田。如此漱津3次，一呼一吸为一息，36息而止。此功法可改善头项胸背风毒、咳嗽、气喘、心烦、胸满、手臂痛、掌中热、脐上或肩背痛、汗出中风、尿多、皮肤痛麻、悲愁欲哭、畏寒发热等。

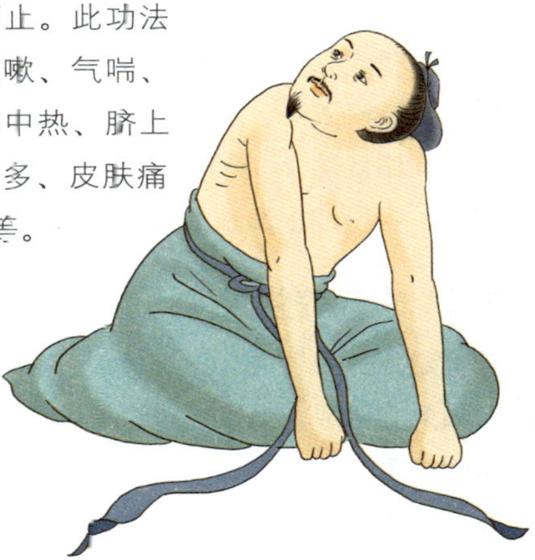

Part 03 秋收调和精气神

立秋

凉爽季节的开始 8月7~9日

立秋，是二十四节气中的第十三个节气，时值阳历8月8日前后。“秋”字由“禾”与“火”组成，表示禾谷成熟的意思，立秋也就意味着禾谷开始成熟。

禾谷成熟时天气渐凉

中国民间有谚语说，“立秋之日凉风至”，即立秋是凉爽季节的开始，从这一天起，气温由最热逐渐下降，总的趋势是天气逐渐凉爽。此时暑天的闷热天气已经没有了，人身上也不再有黏热的感觉。

立秋时节人体生理反应

呼吸道抵抗力下降 气温下降及空气干燥会降低呼吸道黏膜的抵抗力，细小支气管的阻力增加，黏膜纤毛运动减少，使感冒、支气管炎、哮喘增多。

情绪低落 秋应于肺，肺气虚则机体对不良刺激的耐受性下降，容易产生悲秋的情绪。

立秋时节养生原则

避免伤肺气 农历七、八、九月，正值秋季，阴气已升。万物果实已成，自然界一派容态平定的气象。秋风劲急，物色清明，肃杀将至。人们要早睡，并要鸡鸣即起，使意志安逸宁静，以缓和秋季肃杀之气的刑罚。如果人体违逆了秋季收敛之气，就要伤害肺气。秋季伤害了肺气，到了冬季就要发生飧泄的病变，这是因为人在秋季养“收气”不足，到了冬季奉养“藏气”力量不够的缘故。

减少性生活 为适应“春夏养阳，秋冬养阴”的养生原则，秋天的性生活亦应当有所减少。春秋两季气候宜人，所以在秋天人们性生活比夏天要多，这是不符合养生原则的，因为此节气人体阴盛阳衰，过度的性生活对身体害处很大。现代研究认为，性生活过度会导致内分泌失调，免疫防御功能减退，对各种疾病的抵抗力减弱，致使代谢功能反常，易引起各种疾病，肿瘤发病率增高。尤其是中老年人更应节制房劳，这是由于中老年人的肾精已经亏少，再“纵欲贪欢”，肾精耗竭，会促其衰亡。因此，中医养生学主张节欲保精，保得一分精液，多延一分寿命。

立秋时节饮食进补方案

适当多吃酸味食物 在秋季养生中，《素问·脏气法时论》说，“肺主秋……肺收敛，急食酸以收之，用酸补之，辛泻之。”可见酸味收敛肺气，辛味发散泻肺，秋天宜收不宜散，所以要尽量少吃葱、姜等辛味之品，适当多食酸味果蔬。

适当多吃生津润燥食物 秋时肺金当令，肺金太旺则克肝木，故《金匮要略》又有“秋不食燥”之说。秋季燥气当令，易伤津液，故饮食应以滋阴润肺为宜。《饮膳正要》说，“秋气燥，宜食麻以润其燥，禁寒饮”。也有养生家主张入秋宜食生地粥，以滋阴润燥者。总之，秋季时节，可适当食用芝麻、枸杞子、百合、糯米、粳米、蜂蜜、枇杷、菠萝、乳品等柔润食物，以益胃生津。

秋季六款益身汤

杏剑猪肺汤 南杏仁12克，剑花干品30克（鲜剑花250克），蜜枣2颗，鲜猪肺500克，煲汤，既能消暑清热，又能润肺治咳。

沙参玉竹蚬鸭汤 北沙参30克，玉竹30克，蚬鸭1只，煲汤食用，能养胃生津，补中益气，和胃消食。

木瓜花生排骨汤 鲜木瓜1个（约500克），排骨250克，花生仁100克，姜1片，煲汤，能清暑解热，滋润皮肤，润肠通便。

银耳蜜柑汤 银耳20克，鲜蜜柑200克，冰糖100克，煲汤，能养阴润肺，滋润肌肤。

无花果白菜干猪汤 无花果干品4颗，白菜干100克，鲜猪肉200克，煲汤，能养阴清肺，润燥化痰。

白莲百合糖水 鲜百合60克（干品30克），干湘白莲肉30克，白砂糖30克，煲汤，能清心润肺，滋养肌肤。

立秋时节日常起居指南

早卧早起，与鸡俱兴 早睡可调养人体中的阳气，早起则可使肺气得以舒展，且防收敛之太过。立秋之初，暑热未尽，虽有凉风时至，但早晚温差大，白天仍然炎热异常。天气变化无常，即使在同一地区也会出现“一天有四季，十里不同天”的情况。因而着衣不宜太多，否则会影响机体对气候转冷的适应能力，易受凉感冒。

增加夜里的睡眠时间 秋季早睡，正好借此以补偿夏日的睡眠不足，完全符合“养收之道”的养生原则。立秋后的早晨是锻炼身体的最佳时间，此时不冷不热，气温宜人；天高气爽，使人精神爽快。凌晨5点起床，选择清幽之处，或河畔江边，或林荫大道，进行锻炼，很有益身体健康。

其他养生之道

跑步是适合一年四季的健身方式，尤其在冷天。由于冷空气的刺激，身体的造血机能发生变化，对疾病的抵抗力增强。所以，冷天坚持跑步的人很少患贫血、感冒、气管炎和肺炎等疾病。冷天一般阳光较微弱，在室外跑步能弥补阳光不足，阳光可促进身体对钙、磷的吸收，有助于骨骼健康。

常练“立秋七月节坐功”

每天凌晨1点到5点之间，盘坐，上体前俯，两臂伸直以撑地，两臂分开与肩同宽。然后含胸缩体，闭住呼吸，耸身向上，重心前移，稍停，还原。如此反复做36次。然后上下牙齿相叩，即叩齿36次，漱津（即舌舐上颚，并两颊、上下齿唇间，此时唾液增加分泌，养生家称为津液），待津液满口分3次咽下，意想把津液送至丹田。如此漱津3次，一呼一吸为一息，36息而止。常做此功法可补虚益损，去腰部积气，改善口苦、心胁痛不能反侧、面色无华、足外热、头痛、颔痛、眼眶痛、腋下肿等。

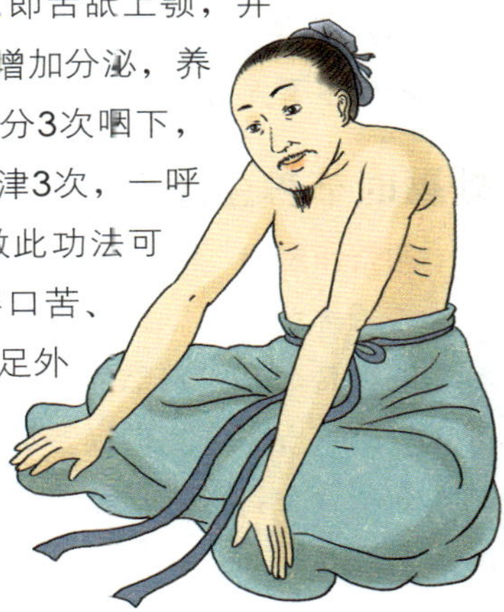

处暑

调作息，防“秋老虎” 8月22～24日

“处”有躲藏、终止的意思，顾名思义，处暑即表明暑天的结束。中国大部分地区气温由炎热向寒冷过渡，晴天下午的炎热亦不亚于暑夏之季，这就是人们常讲的“秋老虎，毒如虎”。

秋老虎，昼夜温差大

节令到了处暑，气温进入了显著变化阶段，处暑时平均气温一般较立秋降低1.5℃左右，白天热，早晚凉，昼夜温差大，降水少，空气湿度低。

处暑时节人体生理反应

身体倦乏 依照自然界规律，秋天阴气增，阳气减，对应人体的阳气也随着内收，导致人会有懒洋洋的疲劳感，早上不爱起，白天不爱动，这就“秋乏”。

情绪稳定 秋天主“收”，这个季节的情绪会慢慢地收敛，表现出不亢奋，也不畏缩郁结的特点。

处暑时节养生原则

调整作息 科学的养生保健需要全面地掌握睡眠规律及方法，因为睡眠有很好的养生作用。处暑节气正是处在由热转凉的交替时期，自然界的阳气由疏泄趋向收敛，人体内阴阳之气的盛衰也随之转换，此时起居作息也要相应地调整。进入秋季养生，首先调整的就是睡眠时间，早睡早起是人所周知的。

秋季养生贵在和 立秋标志着秋季的开始。此后，气温开始下降，空气的湿度也随之下降。由于人体的生理活动与自然环境变化密切相关，秋季人体内阴阳也随之发生改变。秋季处于“阳消阴长”的过渡阶段，因此，秋季养生在对精神情志、饮食起居、运动导引等方面进行调节时，应注重一个“和”字，即“调和阴阳”，并结合“秋收”的特点进行养生保健。

预防秋燥 处暑时节后的养生重点是预防“秋燥”。由于秋天空气中的水汽含量小，其相对湿度下降，特别是空气的相对湿度低于30%以下时，人们就会感觉到皮肤干涩粗糙，鼻腔干燥疼痛或口燥咽干，大便干结等，需要及时采取预防措施以避免发展为疾病，即“秋燥证”。

处暑时节饮食进补方案

多食寒凉食品 多吃一些寒凉多汁的蔬菜水果和流食，如黄瓜、番茄、冬瓜、百合、白萝卜、胡萝卜及梨、苹果、葡萄、荸荠、甘蔗、柑橘、香蕉、柿子、菠萝、罗汉果、大枣和汤、粥等，不但有利于维生素的补充，还能够增加水分的摄入。饮食上要尽可能少吃花椒、辣椒等辛热食物，更不宜吃烧烤食品，以加重秋燥的症状。

养阴润肺早滋补 秋季人体精气开始封藏，进食补品易吸收藏纳，有助于增强身体素质。因此，秋季是最佳的进补季节。秋季应当注意润补，即养阴生津、润肺，采取平补、润补相结合的方法，以达养阴润肺的目的。在此期间可适当多吃鸭肉、鸡肉、牛肉、猪肺，红枣、莲子、蜂蜜，山药、桂圆、薏米等食品。

多喝水 增加水和流食的摄入，提倡采用“五一二”的方法：“五一”的意思是5个1杯，即早晨起床后喝1杯白开水，早餐时喝1杯豆浆，午餐时喝1碗汤，晚餐时喝1碗粥，睡前半小时喝1杯牛奶；“二”的意思是上下午各喝两杯茶。

处暑时节日常起居指南

睡眠充足 夏天昼长夜短，很多人长期睡眠不足。处暑后天气变凉，就该改变夏季晚睡的习惯，尽量晚上10时前入睡，并早睡早起，以提前进入睡眠状态，防止上班犯困。适当午睡利于化解困顿情绪，特别是老年人要午休，因为老年人的气血阴阳俱亏，会出现昼不精、夜不瞑的少寐现象。

正确理解“秋冻” 中国自古以来流传“春捂秋冻，不生杂病”的谚语，符合秋天“薄衣御寒”的养生之道。但对“秋冻”要有正确的理解，不可机械套用。深秋季节，天气较冷，体质虚弱者及老年人夜间睡觉要关好门窗，入睡后腹部要多盖一些衣被，以防腹部受凉，诱发感冒、腹泻。

常练“处暑七月中坐功”

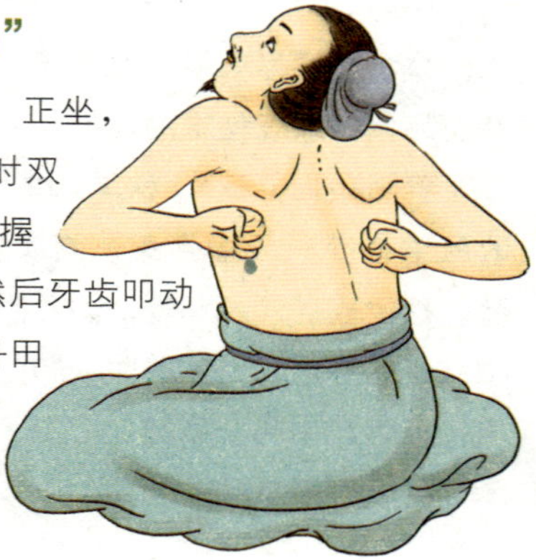

每日凌晨3点至上午7点，正坐，身体向左右扭动并转头，同时双手一手以拳背部捶背，另一手握拳于前方振胸，各5～7次。然后牙齿叩动36次，调息吐纳，津液咽入丹田9次。经常做此功法不仅能调养精神，还能改善秋季常见病，如胸闷、气短等。

白露

防秋燥伤阴

9月7～9日

白露是全年昼夜温差最大的一个节气，一般昼夜温差为10～15℃。白天的温度虽然仍超过30℃，可是夜晚之后，就下降到20℃以下。白露前后，阴气逐渐加重，清晨的露水随之日益加厚，凝结成一层白白的水滴，所以就称为白露。

温差拉大，秋雨登场

华南秋雨多出现于白露至霜降前，以岷江、青衣江中下游地区最多，华南中部相对较少，民间有“滥了白露，天天走溜路”的农谚，虽然不能把白露这一天是否有雨水来当作天气预报，但是一般白露节前后确实常有一段连续阴雨天气；而且华南区的降雨多具有强度小、雨日多、常连绵的特点。

白露时节人体生理反应

人体感觉干燥 气候的燥热使人的皮肤变得紧绷绷的，甚至起皮脱屑，毛发枯而无光泽，头皮屑增多，口唇干燥或开裂，鼻咽燥得冒火，大便干结。

人容易发胖 人们在秋季时，往往吃得很丰富，因为既要补充夏季的消耗，又要为即将到来的冬天作准备，如此饮食有可能造成热量摄入过多，从而转化成脂肪堆积起来。

白露时节养生原则

注意呼吸道疾病 白露节气已是真正的凉爽季节的开始，很多人在调养身体时一味地强调海鲜肉类等营养品的进补，而忽略了季节性的易发病，给自己和家人造成了机体的损伤，影响了学习和工作。在此要提醒大家的是，在白露节气中要避免鼻腔疾病、哮喘病和支气管病的发生。特别是对于那些因体质过敏而引发的上述疾病，在饮食调节上更要慎重。凡是因过敏引发的支气管哮喘的病人，平时应少吃或不吃鱼虾海鲜、生冷炙烩腌菜、辛辣酸咸甘肥的食物，最常见的有带鱼、螃蟹、虾类，韭菜花、黄花、胡椒等。

进补的大好时机 秋季人体的精气开始收藏，这有利于补品的吸收藏纳，有助于改善脏腑功能，增强人体体质，正是进补的大好时机，可选用补而不峻、防燥不腻的平补之品。具有这种作用的食品有桂圆、莲子、红枣、山药、银耳、枸杞、黑芝麻、核桃等。

白露时节饮食进补方案

避免吃得太咸 现代医学研究表明，高钠盐饮食能增加支气管的反应性，在很多地区，哮喘的发病率与食盐的销售量成正比，这说明哮喘病人不宜吃得过咸。

补充维生素 白露是典型的秋季气候，因此就具备了秋季最明显的特点——干燥，也就是人们常说的“秋燥”。燥邪伤人，容易耗人津液，而出现口干、唇干、鼻干、咽干及大便干结、皮肤干裂等症状。预防秋燥的方法很多，可适当地多吃一些富含维生素的食品，也可选用一些宣肺化痰、滋阴益气的中药，如人参、沙参、西洋参、百合、杏仁、川贝等。

防感冒 “白露”后早晚天气较凉，人们还可用葱白、生姜、豆蔻、香菜预防治疗感冒。

白露时节日常起居指南

睡前应关窗 进入秋季后，不要因为贪凉而在夜间开窗而睡，因为此时正是冷空气开始活动的时节，如果入睡前开窗，可能会导致寒湿之邪入侵。

经常去室外做运动 金秋时节，天高气爽，是开展各种健身运动的好时期，但要注意“秋老虎”的威胁，不宜进行过激过量的运动，宜以游泳、散步、太极拳、瑜伽、羽毛球、乒乓球等为主。

开始穿长衣长裤 进入白露时节，炎热的“秋老虎”已经过去，天气也开始寒冷起来，一般不会再有酷暑天气了。民谚说，“白露白茫茫，寒露添衣裳”。这时不宜再赤膊短裤，宜穿长衣长裤了，故有“身不露”之说。

常练“白露八月节坐功”

在每天凌晨1点到5点之间，盘坐，两手按膝，头缓缓向左右转动，向左向右各推引15次。然后牙齿叩动36次，调息吐纳，津液咽入丹田9次。此功法可调整人体阴阳平衡，培养人体正气，改善风气滞留腰背经络、闻水声则惊狂、汗出、鼻出血、唇疹、颈肿、喉痹不能言、呕吐等。

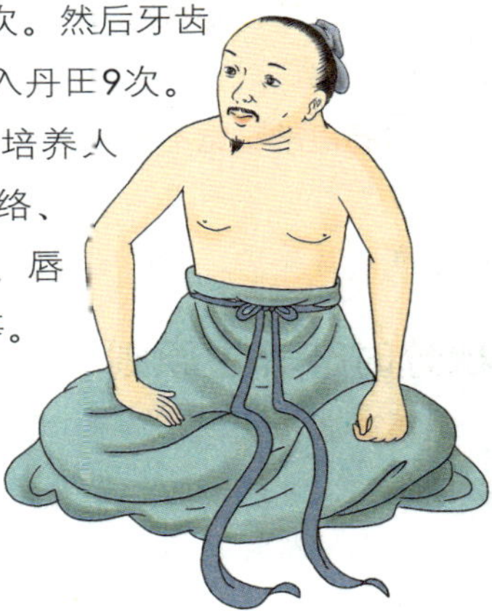

秋分

滋润肺部最重要 9月22～24日

秋分时节，气温逐日下降，昼夜温差幅度将高于10℃，一天比一天冷，逐渐步入深秋季节。此时秋高气爽，丹桂飘香，蟹肥菊黄，可见是非常美好宜人的时节。而北方由于降温比较早，可偶见霜降。

酷热已散，昼夜相等

俗话说，“白露秋分夜，一夜冷一夜”。一转眼，寒意已将夏日的酷热驱散，秋天已经在不知不觉中来到了。

秋分节气的到来，意味着真正的秋季已经来临，这一天昼夜时间相等，人们在养生中也应本着阴阳平衡的规律，使机体保持“阴平阳秘”的原则，按照《素问·至真要大论》所说，“谨察阴阳之所在，以平为期”，阴阳所在不可出现偏颇。

秋分时节人体生理反应

凉气入体，易秋燥 秋分之后，阵阵秋风袭来，使气温逐渐下降，寒凉渐重，所以多出现凉燥。

胃肠道常感觉不适 秋分以后，气候渐凉，是胃病的多发与复发季节。中医认为，胃肠道对寒冷的刺激非常敏感，如果不注意对其防护，就会引发胃肠道疾病而出现反酸等症状。

秋分时节养生原则

精神调养 培养乐观情绪，保持神志安宁，避肃杀之气，收敛神气，才能适应秋天的燥干之气。因此我们需要讲究心理卫生，保持精神愉快和情绪稳定。避免紧张、焦虑、恼怒等不良情绪的刺激。

预防秋燥 秋分以前有暑热的余气，故多见于温燥；秋分之后，秋风渐紧，寒凉渐重，所以多出现凉燥。因此，在预防秋燥的同时，还要根据具体情况区别应对。

预防胃肠疾病复发 天气逐渐变凉，人体胃部容易受寒邪引发胃部疾病，或使原来的胃病加重。所以患有慢性胃炎的人，此时要特别注意胃部的保暖，适时增添衣服，夜晚睡觉盖好被褥，以防腹部着凉而引发胃痛或加重旧病。胃病患者的秋季饮食应以温、软、淡、素、鲜为宜，做到定时定量，少食多餐，使胃中经常有食物和胃酸进行中和，从而防止侵蚀胃黏膜和溃疡面而加重病情。

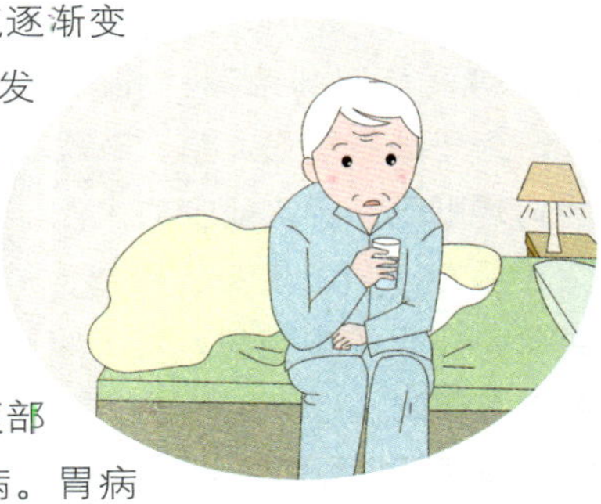

秋分时节饮食进补方案

早晨食粥润肠道 初秋时节，仍然是湿热交蒸，以致脾胃内虚，抵抗力下降，这时若能吃些温食，特别是食用粳米（大米）或糯米，均有极好的健脾胃、补中气的功能，前人对此颇多赞誉。中老年胃弱的人，早餐宜食粥，如芝麻粥、大米百合粥、核桃仁粥等，有利于和中、益胃、生津、润肠通便。

滋润生津防秋燥 秋燥常会使人的皮肤和口角干裂，皱纹增多，口干咽燥，还可见毛发脱落增多，大便也易干结。这时除应注意保持室内一定的温度和湿度外，还要适当多吃水果和补充水分。中医养生学认为，秋宜甘润，润肺防燥。晨饮淡盐水，晚饮蜂蜜水，既是补充人体水分、防止便秘的良方，也是养生、抗衰老的重要法则。秋季要多吃些滋阴润燥的蔬果及其他食物，如甘蔗、梨、芝麻、莲藕、菠菜、燕窝、银耳、鳖肉、猪肺、豆浆、橄榄等，可润肺生津、养阴润燥。对于确有阴伤之象，表现为口燥咽干、干咳痰少的人，适当服用沙参、麦冬、百合、杏仁、川贝等中药材，对于缓解病症有良效。

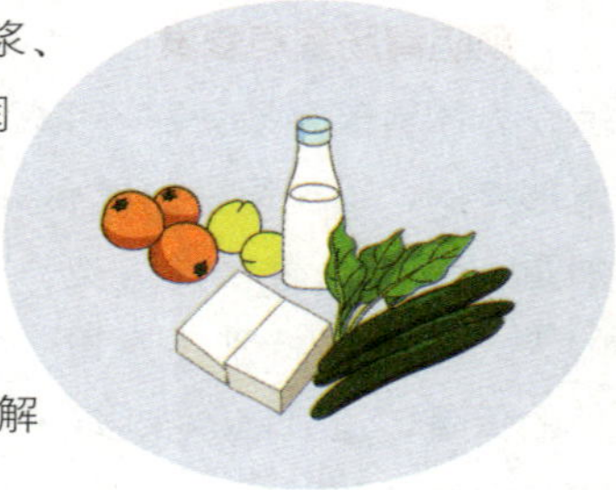

多吃百合和菊花 秋季气候容易伤肺叶，易致皮肤干裂、口干舌燥、咳嗽少痰等病症，而百合味甘微苦，性平，润肺止咳，清心安神，正可缓解以上症状。不过百合性偏凉，胃肠功能差者应该少吃。菊花有清肝明目、降压去火、强体延年之功效，所以古人认为常食菊花对身体有益，不过低血压患者还是少食为妙。

注意忌口 由于此时是胃肠病的高发期，因此不宜多吃过冷、过烫、过硬、过辣、过黏的食物，更忌暴饮暴食。

秋分时节日常起居指南

着装应宽松舒适 一般来说，秋季气候干燥，易引起人们的烦躁，穿衣应选择滑爽的衣料，衣裤不宜太紧，以宽松舒适为好。青年人在秋季衣着不宜穿多，过多的衣着会使身热汗出，汗液过多，阴津伤耗，不利于养生。

头朝西睡 《千金要方》中说，“凡人卧，春夏向东，秋冬向西”。意思是说：春夏属阳，头宜朝东卧；秋冬属阴，头宜朝西卧，以合“春夏养阳，秋冬养阴”的原则。因此，在秋分时节，睡眠时应头朝西卧。

秋分时节要注意精神调摄

这一时节，要保持“心无其心，百病不生”的境界，养成“不以物喜，不以己悲”、神志安宁、乐观开朗、宽容豁达、淡泊宁静的性格，收神敛气，保持内心宁静，可减少秋季肃杀之气对身心的影响，以适应秋天容平之气。

常练“秋分八月中坐功”

每天凌晨1点到5点之间，双腿盘坐，两手掩耳，十指向后相对，上体向左侧倾，至极而止。再慢慢向右侧倾。左右动作相同，方向相反，各做15次。然后上下牙齿相叩，即叩齿36次，漱津（即舌舐上腭，并两颊、上下齿唇间，此时唾液增加分泌，养生家称为津液），待津液满口分3次咽下，意想把津液送至丹田。如此漱津3次，一呼一吸为一息，36息而止。此功法可改善风湿积滞、腹大水肿、膝髌肿痛、膺乳、气冲、股胫外侧痛、遗尿、腹胀、消谷善饮、胃寒喘满等。

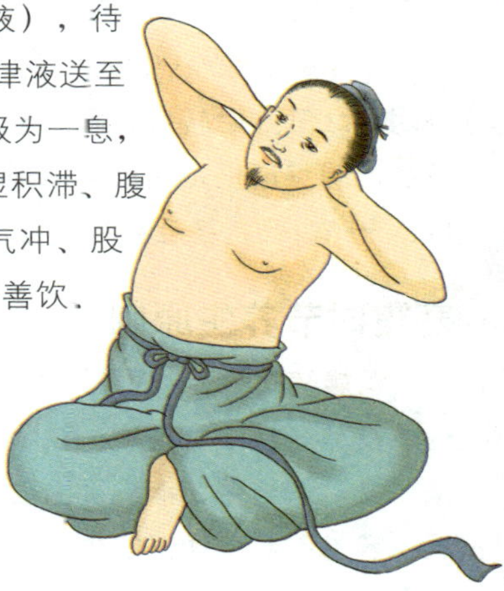

寒露

防范呼吸系统疾病

10月8～9日

寒露在二十四节气中排在17位，于每年的10月8日至9日交接。寒露的到来，预示着气候由热转寒，万物随寒气增长，逐渐萧落，这是热与冷交替的季节。

露水加重，阴气盛

史书记载，“斗指寒甲为寒露，斯时露寒而冷，将欲凝结，故名寒露”“露气寒冷，将凝结也”。在自然界中，阴阳之气开始转变，阳气渐退，阴气渐生，我们人体的生理活动也开始调整以适应自然界的变化，确保体内的生理（阴阳）平衡，防止邪气入侵。

寒露时节人体生理反应

易染感冒 人体阳气慢慢收敛，阴精开始潜藏于内，由于气温下降较快，感冒也成为此时的流行病。

汗液蒸发快 从中医角度上说，寒露节气时，自然界中的阴阳之气开始转变，阳气渐退，这一时期人们的汗液蒸发较快，阴气渐生，因而常出现皮肤干燥、皱纹增多、口干咽燥、干咳少痰，甚至会毛发脱落和大便秘结等。

寒露时节养生原则

润燥防病 从“寒露”时节起，雨水渐少，天气干燥，昼热夜凉。从中医角度上说，此节气在南方气候最大的特点是“燥”邪当令，而燥邪最容易伤肺伤胃。加之这时气候干燥，容易引起身体器官的燥邪上火，所以养生的重点是养阴防燥、润肺益胃。此时的气候实际上是夏秋暑热与秋凉干燥的交替，最容易患上季节交换的感冒发热。

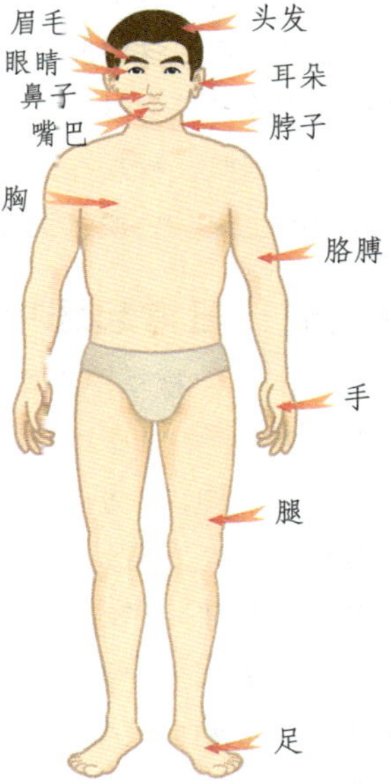

寒露养生贵在和 寒露过后，气温开始下降，空气湿度也随之下降。由于人体的生理活动与自然环境变化密切相关，秋季人体内阴阳也随之发生改变。秋季处于“阳消阴长”的过渡阶段，因此，秋季养生在对精神情志、饮食起居、运动导引等方面进行调节时，应注重一个“和”字，即“调和阴阳”，并结合“秋收”的特点进行养生保健。

寒露时节饮食进补方案

润肺生津 秋季由于干燥，会耗散精气津液，在饮食上宜多吃些芝麻、核桃、银耳、萝卜、番茄、莲藕、牛奶、百合、沙参等有滋阴润燥、益胃生津作用的食品。同时室内要保持一定的湿度，注意补充水分，多吃雪梨、香蕉、哈密瓜、苹果、水柿、提子等水果。

饮食清淡 保持饮食清淡，合理营养。不吃或少吃辛辣食物，包括辣椒、生姜、花椒、葱、桂皮及酒等。从中医上讲这些食品容易加重秋燥对人身体的危害。

忌吃肥甘，慢进补 随着气温的降低，人们便很自然地想到要进补，但是这时脾胃功能尚未完全适应气候的变化，盲目进食肥甘厚味等滋腻补品，易使脾胃运化失常，从而导致疾病的发生。因此，秋季在饮食调补时，要甘淡滋润，以防过食肥甘而致的生火、生痰、生燥。

寒露时节日常起居指南

分时调养 秋季凉爽之时，人们的起居时间也应作相应的调整。在多年的临床诊疗中发现，每到气候变冷，患脑血栓的病人就会增加，分析原因发现，这和天气变冷、人们的睡眠时间增多有关，因为人在睡眠时，血流速度减慢，易于形成血栓。《素问·四气调神大论》明确指出，“秋三月，早卧早起，与鸡俱兴”。早卧以顺应阴精的收藏；早起以顺应阳气的舒达。为避免血栓的形成，建议大家顺应节气，分时调养，确保健康。

注意日常起居，防心脑血管病突发 寒露以后，随着气温的不断下降，感冒是最易流行的疾病。在气温下降和空气干燥时，感冒病毒的致病力增强。此时很多疾病的发生会危及老年人的生命，其中最应警惕的是心脑血管病。另外，中风、老年慢性支气管炎、哮喘、肺炎等疾病也严重地威胁着老年人的生命安全。因此，要采取综合措施，积极预防感冒。还要科学调理饮食，注意药物防治，改善居室环境，避免烟尘污染，保持室内空气流通、新鲜。在这多事之秋的寒露节气中，老年人合理地安排好日常的起居生活，对身体的健康有着重要作用。

其他养生之道

保持情绪乐观 精神调养也不容忽视。由于气候渐冷，日照减少，风起叶落，时常在一些人心中引起凄凉之感，出现情绪不稳、易于伤感的忧郁心情，因此，此时要保持良好的心态，因势利导，宣泄积郁之情，培养乐观豁达之心。

注意肌肤保湿 寒露时节，不仅气温降低，而且空气也变得很干燥，皮脂腺与汗腺分泌活动降低，肌肤的新陈代谢也变慢，使得皮肤失去了水分，从而导致皱纹或色斑的产生，同时皮肤开始有紧绷感，并容易掉皮屑。因此，保湿是秋季护肤的重要内容。平时应多饮水或多食水果，并根据各自肤质的状况选择不同的保湿护肤品涂抹在皮肤上以增加皮肤的湿度。

常练“寒露九月节坐功”

每天1点到5点之间，双腿盘坐，两手心向上，十指尖相对，缓缓上提至胸乳前，两手前臂内旋，双手慢慢向上托起，手心朝上，指尖分别朝左右侧方向，两臂伸直，且呈开放型。身体上耸，头转向左，手心翻向下，两臂由体侧缓缓放下。如此反复做15次。然后上下牙齿相叩，即叩齿36次，漱津（即舌舐上腭、并两颊、上下齿唇间，此时唾液增加分泌，养生家称为津液），待津液满口分3次咽下，意想把津液送至丹田。如此漱津3次，一呼一吸为一息，36息而止。此功法可改善头痛、腰背痛等。

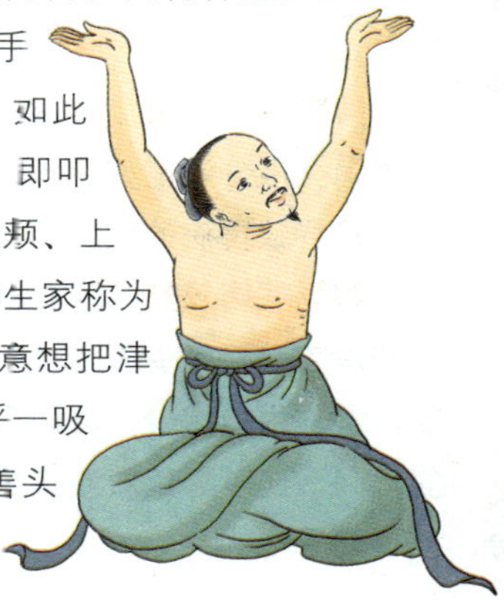

霜降

外御寒，内清热 10月23～24日

霜降为秋季的最后一个节气，一般在阳历10月23或24日，此时太阳到达黄经210度。天气渐冷，开始降霜。《月令七十二候集解》中记载，“九月中，气肃而凝，露结为霜矣”。

低温霜降，地面散热

霜降是秋季的最后一个节气，是秋季到冬季的过渡节气。秋晚地面上散热很多，温度骤然下降到0℃以下，空气中的水蒸气在地面或植物上直接凝结成细微的冰针，有的成为六角形的霜花，色白且结构疏松。霜只能在晴天形成，人们所说的“浓霜猛太阳”就是这个道理。

霜降节气人体生理反应

手脚凉，内心燥热 这个时节天气渐冷，很多人手脚易凉，后背易冷，但心里有燥热的感觉，这是气血遇寒循环不畅所致。

脾胃功能旺盛 人体新陈代谢增强，耗热量增多，胃液及各种消化液分泌增多，食欲改善，食量增加，脾胃功能过于旺盛，易导致胃病的发生。

胃肠疾病复发 深秋及冬天外出，气温较低，且难免吸入一些冷空气，引起胃肠黏膜血管收缩，致使胃肠黏膜缺血缺氧，营养供应减少，破坏了胃肠黏膜的防御屏障，对溃疡的修复不利，还可导致新溃疡的出现。

霜降节气养生原则

平补 秋季是易犯咳嗽的季节，也是慢性支气管炎容易复发或加重的时期。霜降之时乃深秋之季，在五行中属金，五时中（春、夏、长夏、秋、冬）为秋，在人体五脏中（肝、心、脾、肺、肾）属肺，根据中医养生学的观点，在四季五补（春要升补、夏要清补、长夏要淡补、秋要平补、冬要温补）的相互关系上，则应以平补为原则，在饮食进补中当以食物的性味、归经加以区别。

劳逸结合，冷暖得当 在寒冷的深秋时节，要特别注意自我保养，增强自我保健意识。同时注意日常生活中的保养，保持情绪稳定，避免情绪消极低落；注意劳逸结合，避免过度劳累；适当进行体育锻炼，改善胃肠血液供应；注意防寒保暖，特别应注意腹部保暖；坚持定时定量进餐，食物冷暖适宜，切忌暴食和醉酒，同时要避免进食对胃肠黏膜刺激性大的食物和药物。

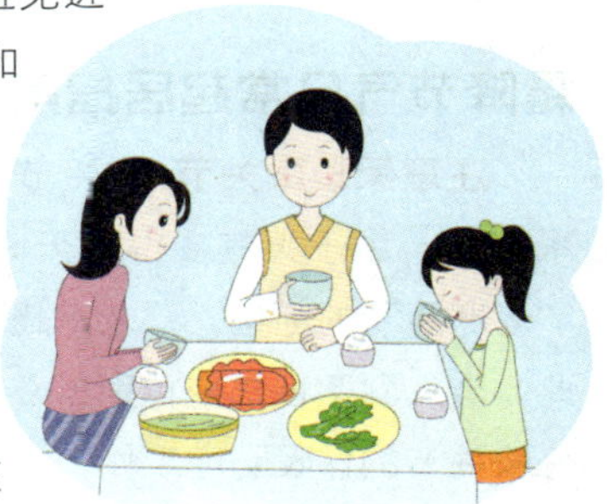

霜降节气饮食进补方案

勿食过热食物 霜降节气，是秋天的最后一个节气。按中医理论，此节气时脾脏功能处于旺盛时期，脾胃功能过于旺盛，易导致胃病的发生。寒冷的季节里，大多数人喜欢热食，如吃火锅，喝热粥等，特别是有人常以烧酒御寒，这无疑是火上浇油，会增加对胃黏膜的刺激，促使溃疡面扩大加深，使胃病加重，如溃疡损伤血管就会引起消化道出血。因此，此节气应避免吃过热的食物。

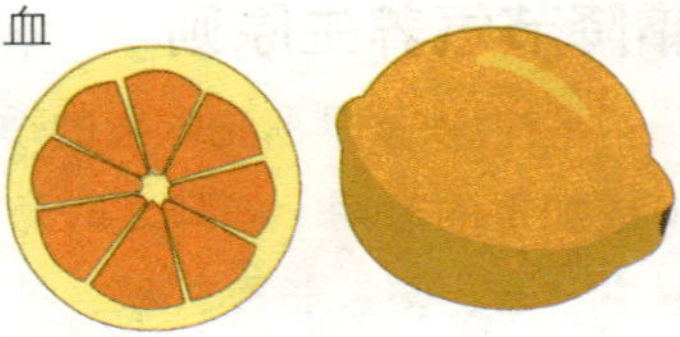

少辛增酸强肝功 肺气太盛易损伤肝的功能，故在秋天要“增酸”（肝五味主酸），以增强肝脏的功能。要少吃葱、姜、蒜、韭菜、辣椒等辛味之品，而要多吃一些酸味的水果和蔬菜。可选择苹果、石榴、葡萄、芒果、杨桃、柚子、柠檬、山楂等。

忌食辛燥伤肺阴 秋季最好忌食辛辣、烧烤、油炸食品。使用少量的蒜、葱、生姜、大料、茴香等辛辣的调味品来调味，或以性温的食物来煲汤，则对身体健康不会有大的影响，但应注意选配一些银耳、百合、荸荠之类滋阴润燥的食物同煲，就不会加重“秋燥”的症状。

霜降节气日常起居指南

注意保暖膝关节 膝关节骨性关节炎的发生，与气候关系密切。由于天气变得一天比一天寒冷，老年人极容易患上“老寒腿”的毛病。“老寒腿”也就是膝关节骨性关节炎。因此，老人到了秋末应特别当心，注意膝关节的保健，尤其应做好膝关节的保暖防寒工作。

合理的体育锻炼 打太极拳、慢跑、做各种体操等对身体关节具有十分有益的功效。活动量以身体舒服、微有汗出为度，贵在持之以恒。有些老年人经常以半蹲姿势，做膝关节前后左右摇晃动作，进行锻炼，因半蹲时髌面压力最大，摇晃则更会加重磨损，致使膝关节骨性关节炎发生，所以，这种锻炼方式是不可取的。一旦发生膝关节骨性关节炎，应立即到医院治疗，以免病情加重。

其他养生之道

呼吸导引功 仰卧在床上，两脚分开与肩同宽，脚尖自然外分，全身放松，自然呼吸十二息，即改为口吸，吸要深长直吞入腹，再慢慢自鼻呼出，一吸一呼为一次，共做36次。此功法可散寒止痛，改善腹寒、腹痛。

按灸脚趾功 坐在沙发上或椅子上，用大手指点按两大脚趾趾甲盖上正中5分处。点按至有酸或麻胀为止，然后再用艾卷灸此处10分钟。可疏通经络瘀滞，改善机体血液循环，宁心安神。

常练“霜降九月中坐功”

每日凌晨3点至上午7点，平坐于地上或床上，伸展双手攀住双足，随着脚部的动作用力，将双腿伸出去再收回来，如此做5～7次，然后牙齿叩动36次，调息吐纳，津液咽入丹田9次。此功法可改善腿膝部疼痛、小腹胀痛、尿潴留、毒火攻心、畏寒抽搐、痔疮、脚气、脱肛等症。

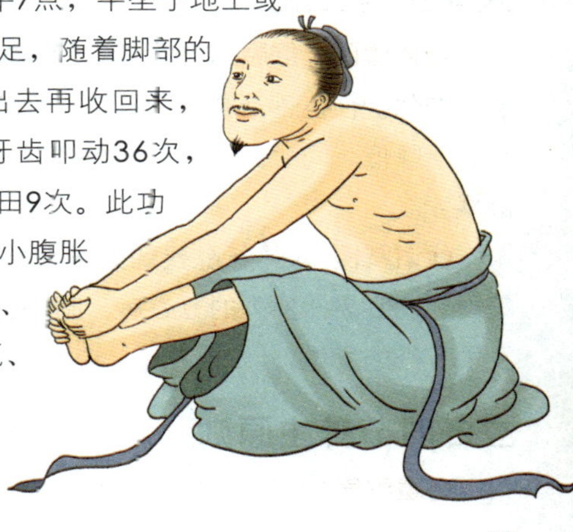

Part 04 冬藏敛阳又护阴

立冬 养藏补阳不可少 11月7~8日

立冬作为冬季的第一节气，于阳历的11月7日或8日，太阳到达黄经225度时开始。立冬这一节气到来，阳气潜藏，阴气盛极，草木凋零，蛰虫伏藏，万物活动趋向休止，进入冬眠状态，为来春生机勃发作准备。

养精蓄锐，气温还不太低

虽然此时节北半球获得的太阳辐射量越来越少，但由于此时地表夏秋储存的热量还有一定的剩余，所以一般还不太冷。晴朗无风之时，常有温暖舒适的“小阳春”天气，十分宜人。但是，这时北方冷空气也已具有较强的势力，常频频南侵，有时形成大风、降温并伴有雨雪的寒潮天气。

人体生理反应

身体僵硬难舒展 立冬之后，气候逐渐寒冷，人体各器官系统的保护性也逐渐减弱，肌肉、肌腱、韧带的弹力和伸展性都有所降低。同时由于空气湿度较小，易使人身体发僵，不易舒展。

代谢减慢 人体新陈代谢处于相对缓慢的水平，冬季的低气温环境容易诱发人的冠心病、高血压、慢性阻塞性肺病，以及关节炎的发作。

立冬时节养生原则

潜藏阳气 人类虽没有冬眠之说，但民间却有立冬补冬之习俗。因为冬天是天寒地冻、万木凋零、生机潜伏闭藏的季节，人体的阳气也随着自然界的转化而潜藏于内。因此，冬季养生应顺应自然界闭藏之规律，以敛阴护阳为根本。在精神调养上力求其静，控制情志活动，保持精神情绪的安宁，含而不露，避免烦扰，使体内阳气得以潜藏。

驱寒就温 入冬以后气候寒冷，宜“驱寒就温”，衣着应以温暖舒适、利于气血通畅为原则，保暖的衣服有如养生之妙药，但也不可暴暖，不能穿得太厚。冬季进补仅适于阳虚或有寒、湿邪等人群，不适宜阴虚火旺及实热证人群。若出现大热、大渴、便秘、心烦等实热症状，或患有急性疾病，应暂停进补。

饮食进补方案

进补大热之品 冬季天气寒冷，以有的放矢地食用一些滋阴潜阳、热量较高的膳食为宜，同时也要多吃新鲜蔬菜以避免维生素的缺乏，如进食牛羊肉、乌鸡、鲫鱼，多饮豆浆、牛奶，多吃萝卜、青菜、豆腐、木耳等。但由于地区不同，进补方式也有一定的差异。西北地区与东南沿海的气候条件迥然有别，冬季的西北地区天气寒冷，宜进补大温大热之品，如牛、羊、狗肉等；而长江以南地区虽已入冬，但气温较西北地区要温和得多，应进补清补甘温之味，如鸡、鸭、鱼类；地处高原山区，雨量较少且气候偏燥的地带，则应以甘润生津之品的果蔬、冰糖为宜。

冬季饮食防感冒 立冬之日，气温骤降、多风，很容易感冒，平时应注意饮食调养以防流感的发生。民间一直流传一首这样的防感冒的“神仙粥”歌：“一把糯米煮成汤，七个葱头七片姜，熬熟兑入半杯醋，伤风感冒保安康。”

日常起居指南

保证睡眠 起居调养强调了“无扰乎阳，早卧晚起，必待日光”。也就是说，在寒冷的冬季，不要因扰动阳气而破坏人体阴阳转换的生理功能。正如“冬时天地气闭，血气伏藏，人不可作劳汗出，发泄阳气”。因此，早睡晚起，日出而作，保证充足的睡眠，有利于阳气潜藏，阴精蓄积。

注意穿着 衣着过少过薄、室温过低都会耗损阳气，极易感冒。反之，衣着过多过厚，室温过高则腠理开泄，阳气不得潜藏，寒邪易于侵入。中医认为，“寒为阴邪，常伤阳气”。人体阳气好比天上的太阳，赐予自然界光明与温暖，失去它万物无法生存。

常练“立冬十月节坐功”

于每天凌晨1点到5点之间，双腿盘坐，两手由体侧提到胸前，手心朝下，头转向左，两臂随后缓缓落下，头转向正前方，两手臂再重复上述动作，头转向右，动作相同，左右相反，左右各做15次。然后上下牙齿相叩，即叩齿36次，漱津（即舌舐上腭，并两颊、上下齿唇间，此时唾液增加分泌，养生家称为津液），待津液满口分3次咽下，意想把津液送至丹田。如此漱津3次，一呼一吸为一息，36息而止。此功法可改善胸胁积滞、虚劳邪毒、腰痛不能俯仰、咽干、面色无华、胸满呕逆、头痛、颊肿、目赤肿痛、两胁下痛引小腹、满闷等。

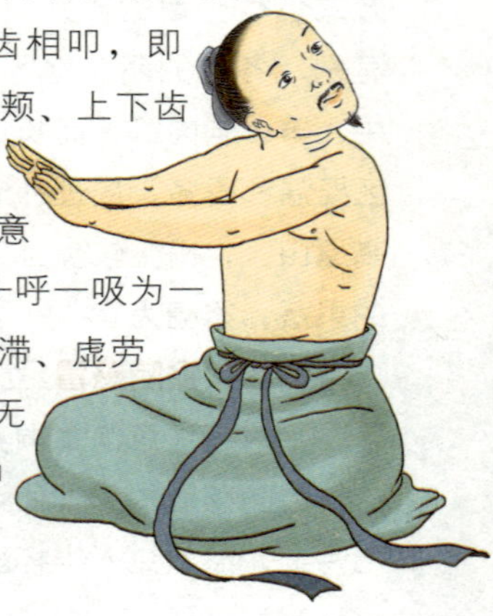

小雪

重在防寒健肾 11月22～23日

小雪，表示降雪开始的时间和程度。雪是寒冷天气的产物，民间曾有“十月立冬小雪涨，斗指己”一说，此时天已堆积了足够的阴气，但寒未深而雪未大，故名小雪。

降雪开始，进入最冷的季节

这时的黄河以北地区已到了北风吹、雪花飘的孟冬，中国北方地区会出现初雪，虽雪量有限，但还是提示我们到了御寒保暖的季节。“小雪不见雪，来年长工歇”；“小雪雪温天，来年必丰产”；“果园清得净，来年无病虫”。小雪到了，一年中最冷的季节也就来临了。

小雪时节人体生理反应

皮肤易生冻疮 入冬以后，天气寒冷，不少人往往生冻疮。冻疮常常发生在手、脚、耳等部位，一般只有红、肿、痛的症状，严重的可能起水疱，甚至溃烂。

季节性情感失调 严寒的冬季，朔风凛冽，草木凋零，阳气潜藏，阴气旺盛，人体的阴阳消长代谢也处于相对缓慢的水平，受到寒冷空气的影响，一些人在冬季发生情绪抑郁、懒散嗜睡、昏昏沉沉等现象。

小雪时节养生原则

情智的调神养生 小雪节气的前后，天气时常是阴冷晦暗的，此时人们的心情也会受其影响，从而影响到人体的正常生理，使脏腑气血功能发生紊乱，导致疾病的发生。因此，冬季应注意调节情绪，保持乐观开朗、愉悦畅怀的心态。

养肾的好时机 冬季养生的基本原则是讲“藏”，而“肾者主蛰，封藏之本”。由于阳气闭藏后人体新陈代谢相应较慢，因而要依靠生命的原动力——“肾”来发挥作用，以保证生命活动适应自然界变化。“万物藏，肾气水旺”，冬季时节，养“藏”而固肾气，肾脏功能正常，则可调节机体适应严冬的气候变化。因此，冬天补肾最合时宜。

小雪时节饮食进补方案

增加温热食物 小雪时节，天气干燥，温度较低，人体中寒气旺盛。因此，在这个时候需要补充一些能够让我们“热”起来的食物。像羊肉、牛肉这些温补的食品是不错的选择。不过，专家认为，在这个时节一些黑色的食物其实是更好的选择。黑色的食品有很多种，包括黑木耳、黑芝麻，甚至泥鳅、黄鳝等，它们都是能够迅速帮你恢复身体热量的食物。黑色食品，不仅可以补养肾气，还可以抵抗寒冷，而且能够润肺生津，具有很好的保健功能。

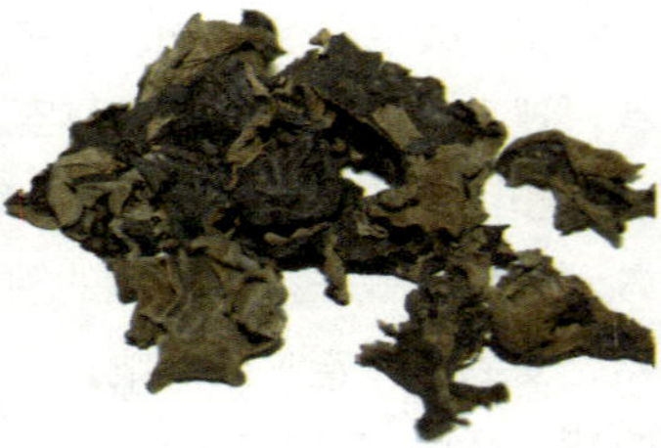

每天饮水不少于2000毫升 多喝水可促进新陈代谢。冬季气温低，天气干燥，容易出现口干、咽干、皮肤干燥等。多饮水不但可以补充人体所需的水，还可以防治上述干燥症状的出现，防止内热的产生。

小雪时节日常起居指南

慎房事保精血 《寿世保元》有云，“精乃肾之主，冬季养生，应节制房事，不能恣其情欲，伤其肾精”。冬三月“养藏之道”的重要内容就是保养肾精，做到房事有节。

寒头暖足避邪侵 人的足部距离心脏最远，一旦受凉，将导致抵抗力下降，诱发多种疾病。手脚冷冻时用火烤是不可取的，如果马上用火烘烤会使血管麻痹、收缩力降低，易造成组织坏死，形成冻疮。

冬季夜里忌憋尿 中医认为，“肾司二便”，经常憋尿，会使膀胱内括约肌和逼尿肌时常处于紧张状态，功能受到影响，产生排尿困难、漏尿、失禁等症状，还容易引起尿路炎、膀胱炎，甚至影响肾功能。

常练“小雪十月中坐功”

每天凌晨1点到5点之间，双腿盘坐，右手按住膝部，手指朝外，左手挽住右肘关节，并用力向左拉，右肘用力向右力争，相持数秒钟，左右各做15次。然后上下牙齿相叩，即叩齿36次，漱津（即舌舐上腭，并两颊、上下齿唇间，此时唾液增加分泌，养生家称为津液），待津液满口分3次咽下，意想把津液送至丹田。如此漱津3次，一呼一吸为一息，36息而止。此功法可改善风湿热毒所致的腕肘肿痛、腹胀、疝气、遗尿、睾丸肿痛、咳喘、惊恐等。

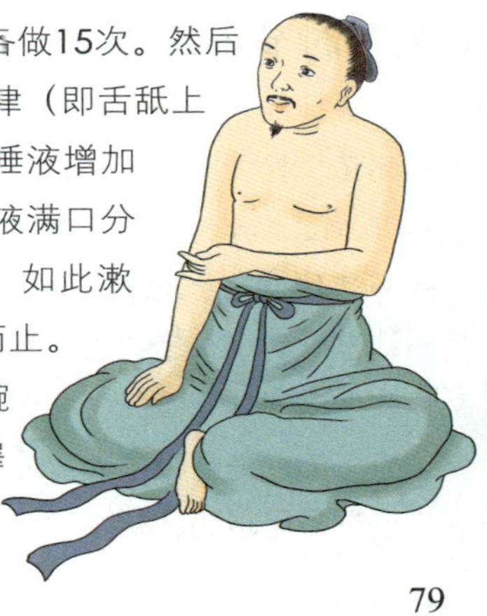

大雪

大雪藏热，防寒保暖 12月6～8日

大雪节气常在12月7日前后到来，在强冷空气前沿冷暖空气交锋的地区，会降大雪，甚至暴雪，《月令七十二侯集解》中说，“十一月节，大者盛也，至此而雪盛也”，故将其称为“大雪”。

大雪时节人体生理反应

血管收缩，血压升高 冬季早晨的天气寒冷，血管和神经受到刺激，交感神经兴奋，血管收缩，从而增加了血液流动的阻力，一夜睡眠后，身体里的水分减少，增加了血液的黏稠度，使血压升高。

人体热能散失多 冬天的寒冷气候影响人体的内分泌系统，使人体的甲状腺素、肾上腺素等分泌增加，从而促进和加速蛋白质、脂肪、碳水化合物三大类热源营养素的分解，以增加机体的御寒能力，这样就造成人体热量散失过多。

大雪时节养生原则

进补前，先养脾胃 中医认为，大雪时节，积雪冰封，万物闭藏，阳气潜伏，是人体“进补”的大好时节，但应注意养宜适度、养勿过偏。古曰“秋冬养阴”，阳虚病人，冬季温补阳气的同时，也应注重养阴，补充人体的阴精。阴精的充沛，也有利于阳气的生长。同时对冬不受补的人，要注意在进补前先调理其脾胃。受补还是不受补，关键在脾胃。只有脾胃功能正常，消化吸收功能才好。

寒冬保暖防疾病 冬季气候寒冷，容易诱使慢性病复发或

加重，因此应注意防寒保暖，备好急救药品；同时还应重视耐寒锻炼，提高御寒及抗病能力，预防呼吸道疾病发生。

饮食进补方案

温热补益 天气越来越寒冷了，在寒冷的天气中选择一些温热补益的食物来调整自己日常的饮食，以此来达到强身健体和暖身御寒的目的。可选择羊肉、牛肉、鸡肉、虾仁、桂圆、红枣等，这些食物中富含蛋白质及脂肪，产热量多，对于素体虚寒、阳气不足者尤其有益。

养阳滋阴，以达阴阳平衡 元代忽思慧《饮膳正要》中指出，冬气寒，宜食以热性治其寒；主张进热食，并给予温补阳气类膳食。但同时还应以保阴潜阳为原则，为使“阴平阳秘”，防治上火，冬季宜配食鳖、龟、鸭、鹅、藕、黑木耳等护阴之品，以求阴阳平衡。另外，每天还应补充水果，多吃柚子、苹果等生津类水果，对抵御冬季干燥有好处。

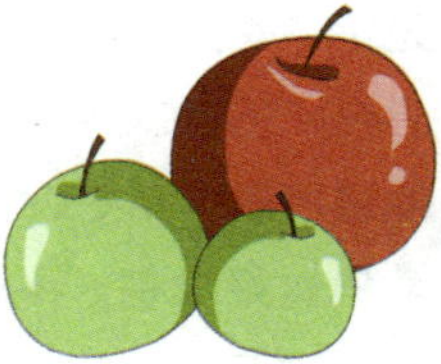

饮食荤素搭配 冬天是进补的季节，而过量吃油腻食物，往往又会产生内热，出现痤疮、烦躁和便秘等症状，这就具备患流感的内部环境。而辛辣食物又可加重内热，稍不注意即可外感风寒。所以，饮食要合理，要多吃大白菜、萝卜、香蕉、梨和苹果等蔬菜水果。还可以采用食疗方法，如每天喝梨水，就可以防止天气干燥所致的口干、咽干，又有润肺止咳的功效；还可以煮萝卜水，萝卜水有理气健脾、清热利尿的作用，还可以促进消化防流感。

冬季进食不宜过饱 冬季饮食摄入量相对增加，但是活动量相对减少，吃得过饱容易造成气血运行不畅。因此，晚餐要适当控制，饭后要适当活动一下，若有腹胀时，可以自己按摩腹部促进胃肠道蠕动，加快食物的消化吸收，以免积食，日久便秘。

日常起居指南

防雪滑 大雪节气后，天气越来越冷，寒风凛冽，雪花飘飘，路滑不好走，容易摔伤，老年人摔伤以手腕、股骨等处骨折的居多，年轻人则多是软组织挫伤。从预防的角度看，老年人应减少户外活动，出行最好由其他人搀扶上街。行人出行时应尽量放慢速度，避免滑倒。

早睡晚起 《黄帝内经》指出，“早卧晚起，以待日光”，是指冬季人们不要扰动阳气，早睡以养人体阳气，保持身体的温热；迟起以养阴气，待日出而起（尤其对于老人而言），可躲避严寒，用冬眠状态养精蓄锐，达到阴平阳秘，为来春生机勃发做好准备。冬天要到户外活动，须等到太阳出来，而且还应该避寒就温，但也不要过分受热，避免皮肤开泄出汗，使阳气藏而不泄。

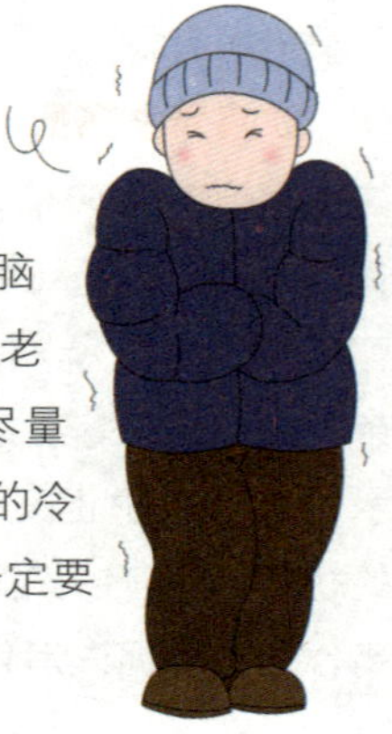

提高御寒能力 大雪时最需预防的是心脑血管病、肺气肿、慢性支气管炎，尤其是中老年人，在早晨日出前和傍晚太阳下山后应尽量少出门，在居室中尝试做脸部、手部、足部的冷水浴法，来增加机体的抗寒能力。外出时一定要穿厚实的外套，戴上口罩、帽子和围巾。

其他养生之道

这一节气要放松心情，防伤肾。中医认为，肾主前后二阴，肾藏精充于脑，故而出现大小便和神志的相关改变，一定程度的惊恐，对人体有保护作用。当人体警觉时，可以避免机体遭到一些危险和伤害，而过度恐惧，会伤及肾气，使肾气下陷。儿童二便失禁，成年人无明显肾虚时出现遗精滑精等肾亏表现，多与受到恐惧等因素相关。冬季的神养，主要是藏神，以使志伏。

常练“大雪十一月节行功”

于每天晚上11点到次日凌晨3点之间，自然站立，左脚向前一步，膝关节稍屈，两臂伸直外展平举，手心朝外，指尖朝上10分钟。然后上下牙齿相叩，即叩齿36次，漱津（即舌舐上腭，并两颊、上下齿唇间，此时唾液增加分泌，养生家称为津液），待津液满口分3次咽下，意想把津液送至丹田。如此漱津3次，一呼一吸为一息，36息而止。此功法可改善关节肿痛、脚膝风湿毒气、口热舌干、咽肿、烦心、心痛、阴下湿等。

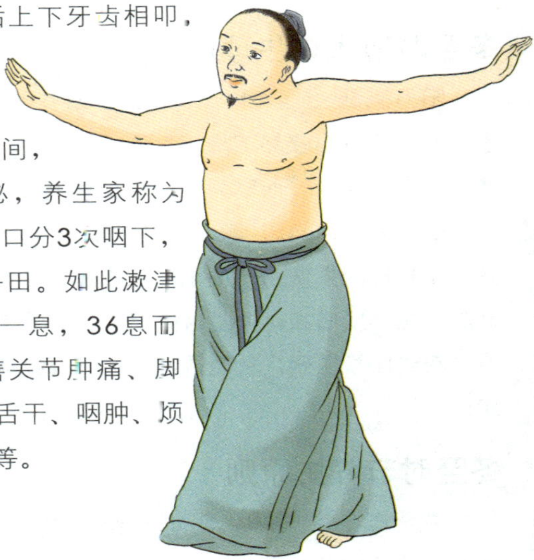

冬至

阳气初生，进补好时机 12月21～23日

太阳黄经达270度时是二十四节气的“冬至”。冬至日，太阳直射南回归线，北半球白天最短，黑夜最长。数九寒天从冬至开始。阴极之至，阳气始生。日南至，日短之至，日影长之至，故曰：冬至。

数九寒天开始了

冬至以前经过了夏、秋两季，地面储存的热量仍有存余，直到冬至，地上还有积蓄的热量可以向空中散发，所以近地面气温还没有降到最低。而冬至日之后，虽然太阳逐渐北移，但由于地面得到的热量少，而向空中散发的热量多，所以气温还会继续下降。

冬至时节人体生理反应

阳气减弱 冬至时分，生命活动开始由盛转衰，由动转静。此节气气温骤然下降，人体不能适应这种变化，就会感受寒邪，发生疾病。而寒为阴邪，易伤人体阳气。

心血管神经脆弱 寒冷能刺激交感神经兴奋，导致交感和副交感神经的失调，使细小动脉收缩，外周血管阻力增大，同时血液黏稠度增高，血凝时间缩短，血流速度缓慢容易引起血液瘀滞或血管梗死，从而诱发中风、心绞痛、心肌梗死等危重病症。

冬至时节养生原则

“今年冬令进补，明年三春打虎”，由这句谚语就能看出，冬至在养生保健方面是一个多么重要的节气。按八卦

学说，此时为地雷复卦，卦象中上面五个阴爻，下面一个阳爻，象征阳气的初生。中国古时曾以冬至定为子月，即一年的开始。在一天十二时辰中，子时也是人体一阳初生的时间。古代养生修炼非常重视阳气初生这一时期。认为阳气初生时，要像农民育苗、妇人怀孕一样，需小心保护，精心调养，使其逐渐壮大。因为只有人体内的阳气充足，才会达到祛病延年的目的。所以子时、子月便在养生学中有着重要的地位。

冬至时节饮食进补方案

进补有的放矢 不根据自己的实际情况，盲目将黄芪、党参、当归、田七等与鸡、鸭或狗肉同煮食，或是长时期过量服用人参、鹿茸、阿胶等中药，反而对身体有害。据药理学研究和临床发现，在无疾病且身体强壮的状态下超量服用补药，会产生“口干舌燥，鼻孔出血”等滋补综合征。因此，冬令进补应注意“有的放矢”，切莫认为多多益善。

多吃萝卜 “冬吃萝卜夏吃姜，不劳医生开药方”。萝卜具有很强的行气功能，还能止咳化痰、除燥生津、清凉解毒。郑板桥有一幅养生保健联也提到过萝卜：“青菜萝卜糙米饭，瓦壶天水菊花茶”。

增加碳水化合物 冬季适度增加全麦面包、稀粥、糕点、苏打饼干等碳水化合物的摄入既有助于御寒，其中的微量矿物质硒又可以振奋情绪。研究人员建议把面食、点心类食物当作可以吃的抗抑郁剂。吃复合性的碳水化合物改善心情，虽然效果慢一点，但更合乎健康原则。

增加维生素的摄取 冬季缺少蔬菜，容易导致维生素缺乏，因此饮食中应特别注意增加含维生素C的蔬果，如萝卜、胡萝卜、辣椒、土豆等蔬菜，以及柑橘、苹果等水果。还应增加动物肝、瘦肉、鲜鱼、蛋类、豆类等食物以保证身体对维生素A、维生素B_1、维生素B_2等的需要。

冬至时节日常起居指南

注意防寒保暖 冬至以后，气温比较低，天气寒冷，尤其是夜晚多在0℃以下，因此白天要及时增添衣服，衣裤既要保暖性能好，又要柔软宽松，不宜穿得过紧，以利血液流畅。夜晚要多盖棉被，不要开窗睡觉。

名词解释

【卫气】

卫气来自脾胃运化而生的水谷精微，运行于脉外。它的主要生理功能是温养、调节、防御作用。

经常锻炼身体，提高机体的御寒能力 平时应进行适当的御寒锻炼，如坚持用冷水洗脸等。偶尔洗一洗冷水浴，以提高机体对寒冷的适应性和耐寒能力。

谨防老年病复发 老年人的体温本身就低，进入冬季，体温会更低，容易诱发各种疾病。同时由于天气寒冷，血管收缩，冬季也成为老年人心血管疾病的高发期。因此老年人应注意居室保暖，少外出，非不得已要外出时，要多穿衣服以御寒。在公园晨练时，家人应陪伴在其身旁。

其他养生之道

勤搓手，防冻伤 在严冬手脚冻伤后，进屋后不要立即将冻僵的手脚放到取暖器旁边烤，或插入热水里烫。这样对手脚皮肤保健非常不利，日后很容易生冻疮。应在距离取暖器不远的地方，将裸露的手脚互相搓擦，使手脚的温度自然回升，待皮肤表面变红时，再移到取暖器旁或放入热水中取暖。严冬时节养成搓手的习惯对身体很有好处。搓手的做法很容易，那就是双手从虎口接合，双手捏紧，再移动双手转动，使双手在转动过程中手的各部分互相摩擦。搓手的时间可长可短，只要两只手闲下来就可以做。搓手的时间稍长，两只手都会感到暖烘烘的。

常练“冬至十一月中坐功”

每天晚上11点到第二天凌晨3点之间，起身平坐，两腿前伸，左右分开，与肩同宽，两手半握拳，按在两膝上，使肘关节分别朝向左右斜前方，拳眼向腹，拳心朝外，上身前俯，极力以拳压膝；重心后移，双拳轻轻按膝。如此做15次。然后，叩齿、咽津、吐纳。方法同前。此功法可改善手足经络寒湿、臂股内侧痛、足痿、嗜睡、足下热痛、脐痛、胁下痛、胸满、上下腹痛、大便秘结、颈肿、咳嗽、腰冷等。

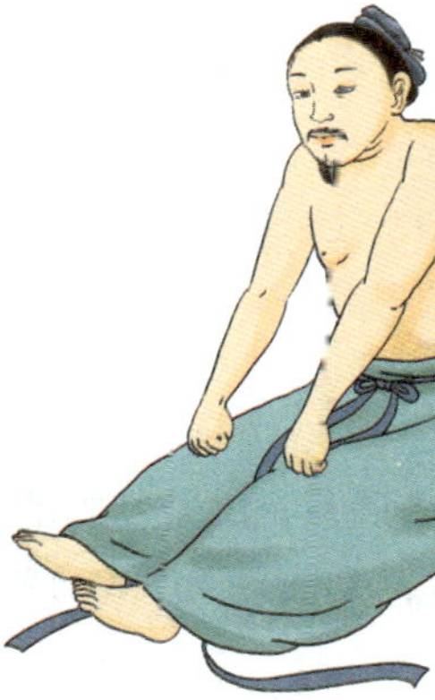

小寒

疏通气血，刻不容缓 1月5~7日

太阳运行到黄经285度，每年的1月6日前后是小寒节气。民间有句谚语：小寒大寒，冷成冰团。小寒表示寒冷的程度，望文生义，可以理解为天气虽然寒冷，但还不到最冷的时节。

天气干冷，寒潮来临

在小寒和大寒期间，中国的大部分地区都已经进入了严寒时期，北方的土壤不再温软，已经冻结；河流不再流淌，已经封冻，再加上北方冷空气的不断南下，天气极寒。因此，这段时间被人们称为“数九寒天”。

小寒时节人体生理反应

气血不通 天气寒冷，容易伤害人体的阳气，寒邪侵袭人体后，使体内经脉拘急，气血运行不畅，肌肉及关节失去了阳气的温煦及血液的滋养，以致出现肌肉关节疼痛和麻痹，这也就是中医所谓的“不通则痛”及“不荣则痛”。

对热能的需求增多 小寒节气的天气愈加寒冷，人体热能消耗也会明显增加，因此人们对高热量食物的需求也高了。人体会摄入更多的富含碳水化合物和蛋白质的食物，增加热动力，储备能量抵御严寒的侵袭。

小寒时节养生原则

冬季不宜乱补阳 寒冬腊月是进补壮阳的好时机，一些体弱多病者常服用一些壮阳药食进行调理或御寒，但是效果不一定好。补阳药食主要适用于阳虚患者，一般人不存在阳虚的问题，如果随便或者刻意服用一些“壮阳品”，往往会对身体造成损伤。

天寒地冻多食粥 提倡晨起服热粥，晚餐节食，以养胃气。民间有冬至吃“红小豆粥”，腊月初八吃“腊八粥”的习惯，常吃此类粥有增加热量和营养的功能。另外还有补阳驱寒的羊肉粥、养心除烦的小麦粥、益精养阴的芝麻粥、消食化痰的萝卜粥、养阴固精的胡桃粥、健脾养胃的茯苓粥、益气养阴的红枣粥等，都适宜在冬季食用。

小寒时节饮食进补方案

合理温补 说到进补，自古就有“三九补一冬，来年无病痛”的说法。人们在经过了春、夏、秋近一年的消耗，脏腑的阴阳气血会有所偏衰，合理进补既能及时补充气血津液，抵御严寒侵袭，又能使来年少生疾病，从而达到事半功倍的养生目的。在冬令进补时应采用食补、药补相结合的方式，以温补为宜。常用补药有人参、黄芪、阿胶、冬虫夏草、首乌、枸杞子、当归等；食补要根据阴阳气血的偏盛偏衰，结合食物之性来选择羊肉、狗肉、猪肉、鸡肉、鳝鱼、甲鱼、鲅鱼、海虾和核桃仁、大枣、龙眼肉、芝麻、山药、莲子、百合、栗子等。

饮食温补忌燥热 冬季是四季进补的最佳时机。冬季多寒，宜食温性食物。煎、烤、炸等燥热食品应当少吃，勿多食葱。

多苦少咸养心气 冬季饮食养生遵循“少食咸，多食苦”的基本原则，以“藏热量”为主。

忌食寒凉 冬天，人的脾胃功能相对虚弱，若再食生冷寒凉性食物，易损伤脾胃阳气。因此冬季应少吃荸荠、柿子、生萝卜、生黄瓜、西瓜、鸭肉等性凉的食物。

小寒时节日常起居指南

合理安排呼吸方式 冬季运动换气时，宜采取鼻吸口呼的呼吸方式，因为鼻腔黏膜有血管和分泌液，能对吸进来的空气进行加温，并抵挡住空气里的灰尘和细菌，对呼吸道起保护作用。当运动量增大时，只靠鼻吸气可能会觉得憋闷，此时可用口帮助吸气，但注意不要张大嘴巴，微微张开即可，把舌头卷起抵住上腭，让空气从牙缝中出入。

正确的锻炼环境 对于坚持冬跑的人，要特别防止滑跌。遇到冰封雪飘的天气，可在室内、阳台或屋檐下原地踏步跑，在同样能收到锻炼效果的同时，又能避免意外的发生。在大风、大雾、大寒等冷高压影响下的早晨，低层空气会受到严重的污染，不适宜进行露天锻炼。冬季应该早睡晚起，“必待阳光”，所以锻炼时间最好在日出后。

冬季穿衣有技巧 寒冷时节衣服不宜穿得太厚。有的人穿得鼓鼓囊囊，以为穿得越多越暖和。其实，衣服的保暖程度与衣量没有太大的关系，而是与衣服内空气层的厚度有关系。当一件一件衣服穿上后，空气层厚度随之增加，保暖性也就随之增大。但空气层总厚度超过15毫米后，衣服内空气对流明显加大，保暖性反而下降了。

其他养生之道

冷空气浴 俗话说“冬练三九”，人们应该抓准机会锻炼身体，提高身体素质。此时不妨做个“冷空气浴”，可适当地少穿一些衣服，让身体略微接触冷空气，利用冷空气和皮肤温度之间的差异刺激，使皮肤血管收缩，血液循环增加，提高抗寒能力，增强抵抗力。但“冷空气浴”并不适合所有人，患有高血压、高脂血症、糖尿病、动脉硬化者不宜做冷空气浴。

锻炼前，热身运动要做好 由于冬季人体血液流动缓慢，关节僵硬，在锻炼前一定要做好充分的准备活动，因为这时肌肉的黏滞性增高，关节的灵活性降低，运动过猛，极易发生运动损伤。可采用慢跑、擦面、浴鼻及拍打全身肌肉等方法完成运动前的热身准备。

常练“小寒十二月节坐功”

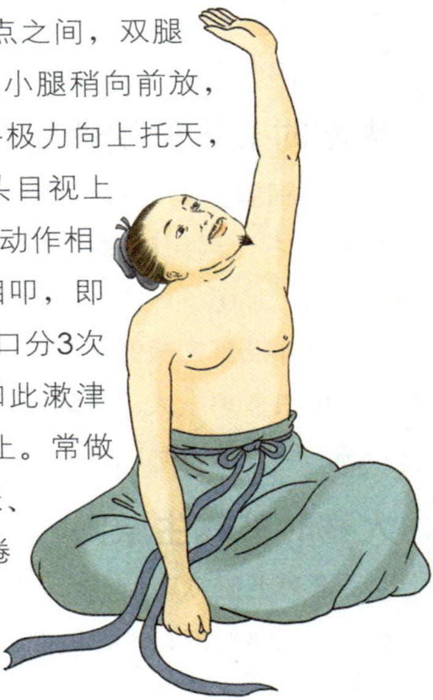

每天晚上11点到次日凌晨3点之间，双腿盘坐，左大腿压在右小腿上，左小腿稍向前放，右手掌按在左脚掌内上方，左手极力向上托天，手心朝上，指尖朝右方向，转头目视上托之手。然后，左右手足交换，动作相同，左右各做15次。上下牙齿相叩，即叩齿36次，漱津几次，待津液满口分3次咽下，意想把津液送至丹田。如此漱津3次，一呼一吸为一息，36息而止。常做此功法可改善呕吐、胃痛、腹胀、心痛、二便不畅、黄疸、体乏倦怠等。

大寒

大寒，防风御寒 1月20～21日

“大寒”时值公历一月份的下半月，农历十二月的下半月，顾名思义，一年中最冷的时刻已经到来了。但在气象记录里，大寒的温度却不像上几个节气那样酷冷，虽然还处于寒冷时期，但温度已经开始由低渐高了。

一年中最后一个节气

降水稀少 大寒时节，在历史记录里有半数年份降水不到1毫米，个别年份在5毫米以上。常出现寒潮、大风天气。课本里描述的千里冰封、万里雪飘的北国风光，在大寒时节里跃然眼前。

迎接新的一年 按中国的风俗，特别是在农村，每到“大寒”时节，人们便开始忙着除旧迎新，备置年货。清代《真州竹枝词引》记载，“腌肉鸡鱼鸭，曰，年肴，煮以迎岁”。

大寒时节人体生理反应

皮脂腺分泌物排出困难 人体皮脂腺分泌的脂肪熔点为30℃左右，到了严寒季节，皮肤脂肪几乎凝成固体状态，所以排出更加困难，皮肤因此在冬天特别干燥。

人体抵抗力极低 脏腑的阴阳气血有所偏衰，寒潮袭来对人体健康危害很大，大风降温天气容易引发感冒、气管炎、冠心病、肺心病、哮喘、心肌梗死、心绞痛、偏头痛等疾病。

大寒时节养生原则

濡养五脏六腑 古有“大寒大寒，防风御寒”的说法。大寒时节气温较低，人体的新陈代谢放缓，五脏六腑既需要吸收充足的养分来抵御风寒，又要迎接立春的生发之气。同时，大寒是冬季的最后一个节气，为脾所主。此时养生的关键是补气养血，濡养脏腑，并注意养藏、养阴等。

蓄养精锐护阳气 冬季寒气笼罩，此时调神，当以收秘、封藏为主，以保护人体阳气，使其闭藏、内养而不被打扰，神气不外露，以蓄养精锐，来年方能体态安康。要做到早睡晚起，等到日光出现时起床才好，不要让皮肤开泄出汗，汗出过多会耗伤阳气。因此，在一年中最寒冷的季节讲究养生保健是很重要的。

大寒时节饮食进补方案

多食辛温食物 在这一年间最冷的时节里，人们在加强身体锻炼的同时，饮食方面更要多加注意。应多摄入富含碳水化合物和脂肪的食物，如牛肉、羊肉、鸡肉等。此外，大寒期间是感冒等呼吸道传染性疾病的高发期，寒气容易刺激脆弱的呼吸道，引起呼吸道疾病。此时应适当多吃一些能驱风寒的食物，以防御风邪的侵扰。这个时节宜温补为主，不妨多吃红色蔬果及辛温食物，如红辣椒、红枣、胡萝卜、樱桃、红色甜椒、红苹果等红色蔬果，能增加人体的热能，使体温升高，抵抗感冒病毒，加速身体康复，是冬季的首选食物。

藏热量 大寒养生的基本原则应以"藏热量"为主，植物的根茎是蕴藏能量的仓库，多吃根茎类的蔬菜，如芋头、番薯、山药、土豆、南瓜等，它们所具有的丰富的淀粉及多种维生素、矿物质，可快速提升人体的抗寒能力。

补充维生素 气候寒冷干燥的冬天，许多人有嘴唇干裂、口角炎症等问题，这主要是因为缺乏维生素B_2，可多食酸乳酪、花粉、酵母粉等，这些食物都含有丰富的维生素B_2。

有节制地饮食 寒冷会使人体免疫系统功能下降，胃肠遇寒冷刺激很容易引起功能失调，出现消化性溃疡、胃肠道发炎、消化不良、胃胀等症状，尤其是冬天人们贪吃火锅，以为这样能驱除寒气，却不知这样过多地摄入高脂肪、高热量的食物更容易引起胃肠疾病。因此，大寒期间饮食要有节制，切忌暴饮暴食。

大寒时节日常起居指南

每天坚持晒太阳 冬季晒太阳对人的好处多多。首先，冬季里人的体温较低，晒太阳能让人感觉温暖，促进血液循环和新陈代谢，使人心情愉快；其次，晒太阳能增强人体对钙和磷的吸收，有效预防骨质疏松症；再次，晒太阳对类风湿性关节炎、贫血患者恢复健康有一定的益处。当然，冬季晒太阳也不是越多越好，人应选择上午10点前或下午3点后的“黄金时段”，每天坚持晒30～60分钟为宜。

早晚室内要通风换气 室内取暖时要在地板上泼些水或晾一些湿毛巾之类以保室内湿度。要多喝白开水，补充体内水分。

坚持用冷水浴和按摩的方法增强体质 冬季用冷水洗浴可以增强机体的抗寒能力。如果你一开始适应不了冰冷的水温，可以先从温水开始再逐渐过渡到冷水。洗浴时，用湿毛巾洗脸、手或足部，然后将毛巾拧干一些再洗一遍，重复多次，直到感觉到局部发热。此外，每天早晨起床时，用双手按摩脸部，搓脸、梳头、摩颈、擦耳，反复几十次到上百次，直到面部发热。这种干洗法能舒络头颈部的筋骨，增强机体的免疫力，预防风寒感冒。

其他养生之道

大寒时节，可通过经络养生来保持肾、脾、肺三经脏腑的经络气血津液运动的润顺和通畅。具体做法如下：

在大寒的前中后三天，最佳时间为酉时（17～19时），用温热的水浴足温经6～12分钟，然后用拇指或食指点按涌泉穴（肾经的原穴）、太白穴（脾经的原穴）、太渊穴（肺经的原穴）各36次，调补肾、脾、肺三经的阴阳、气血平衡。

在大寒前中后三天，把手搓热，温煦命门、关元穴。最好选择酉至亥时（17～23时）温煦督脉命门穴，温补一身之元阳；卯时（5～7时）温煦任脉关元穴，温补一身之元阴，增加生命的动力。

常练“大寒十二月中坐功”

每天在晚上11时到第二日凌晨3时之间，单腿跪坐于地板或床上，即一腿前伸，另一腿跪在床上，前脚掌着地，臀部坐在后脚后跟上，上体后仰，以两臂分别在身后左右侧撑地，指尖朝向斜后方，身体重心后移，再前移。两腿互相交换进行，左右各15次。然后，叩齿、咽津、吐纳，方法同前。经常做此功法能够去除经络蓄积邪气，改善舌根强痛、体不能动或不能卧、股膝内肿、足背痛、腹胀肠鸣、泄泻、足踝肿等症。

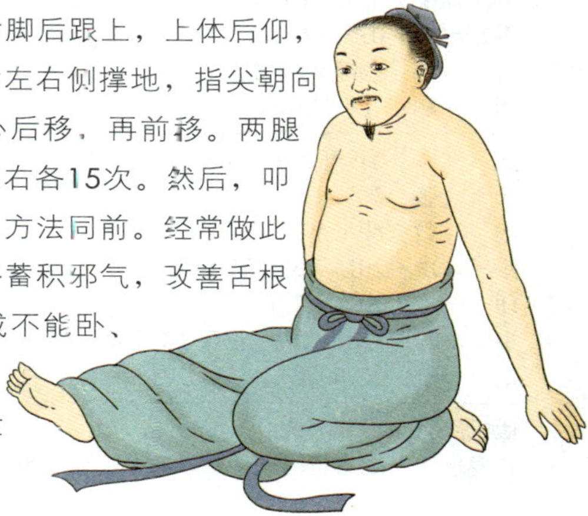

图书在版编目(CIP)数据

黄帝内经 二十四节气养生法/李兴广编著.—太原：山西科学技术出版社，2015.5（2025.2重印）

(国医养生堂)

ISBN 978-7-5377-5071-4

Ⅰ.①黄… Ⅱ.①李… Ⅲ.①《内经》－养生（中医）Ⅳ.①R221

中国版本图书馆CIP数据核字（2015）第071120号

国医养生堂 黄帝内经 二十四节气养生法

出 版 人：阎文凯　　**文图编辑：**冷寒风

编　　著：李兴广　　**装帧设计：**阮剑锋

责任编辑：薄九深　　**美术编辑：**吴金周

出版发行：山西出版传媒集团·山西科学技术出版社

地址：太原市建设南路21号　邮编：030012

编辑部电话：0351-4922072

发行电话：0351-4922121

经　　销：各地新华书店

印　　刷：文畅阁印刷有限公司

开　　本：889毫米×1194毫米　1/32

印　　张：3

字　　数：80千字

版　　次：2015年5月第1版

印　　次：2025年2月第2次印刷

书　　号：ISBN 978-7-5377-5071-4

定　　价：12.00元